意外と知らない薬の話

～暮らしに役立つ薬の知識

名市大ブックス14

名古屋市立大学 編

知っているようで知らない薬をめぐるお話

名古屋市立大学　大学院薬学研究科臨床薬学　教授　松永 民秀

２０２３年6月刊行の「名市大ブックス」第14巻のテーマは、「意外と知らない薬の話～暮らしに役立つ薬の知識」です。

これまでまったく薬を使ったことがないという日本人は、ほとんどいないと思います。しかし、薬は一体どのようにして作られるのか。また、その正しい使い方や薬が作用するしくみはどうなのか。薬には副作用があり、使い方を誤ると病気を治すつもりが逆に健康被害の恐れがあったり、薬の効き方や副作用の出方には個人差があったりすることなどを、ご存じでしょうか。

変な質問だと思われるかもしれませんが、もし、「高級な車と薬のちがいは何か?」と聞かれたら何と答えますか。当然、移動手段と疾患の治療で使用目的はまったくちがいますね。しかし、どちらも生活の質（ＱＯＬ）を高めるために使用するのは同じです。それでは値段でしょうか。薬の値段は、1錠数円と安いものもありますが、国内初のＣＡＲ–Ｔ細胞療法となるがん治療薬「キムリア」に、２０１９年5月、日本では過去最高の３３４９万円の薬価（薬の値段）が付きました。さらに翌年には、指定難病の１つ「脊髄性筋委縮症」の治療薬「ゾルゲンスマ」に、１回の投与で済むのですが、1億６７０７万７２２２円（２０２０年5月時点）もの薬価が付き、高級車並みといえるでしょう。

それでは使用に関してはどうでしょうか。車については、その効果、つまり走行できることは大前提で、購入前には試乗もできますし、購入して機能に異常があれば、修理や返品も可能です。しかし、薬は使えば必ず効果が出る、すなわち治療がうまくいくとは限りません。人あるいは使い方によっては、まったく治療効果が認められない人や、むしろもとの病気より深刻な副作用の症状が出る人もいます。この点が一番異なるところかと私は思います。

また、製薬企業では膨大な研究費と時間をかけて薬の開発が行われますが、最終的に医薬品として承認されるのはほんの一握りでしかありません。がんやリュウマチなど、これまではあまり薬物の治療効果が期待できず患者満足度が低かった疾患において、近年の抗体医薬に画期的な効果が認められ、患者満足度はずいぶん改善されました。さらに、コロナウイルスのワクチンで一般に知られるようになったＲＮＡ医薬や、現在開発が進められているペプチド医薬は、将来の主要な医薬品材料として期待されています。

小児、高齢者、妊婦・授乳婦、腎臓や肝臓に疾患を持った方など、薬の使用において特に注意すべき患者さんがいらっしゃいます。また、街の薬局の役割や救急医療現場での薬剤師など、知られているようで実はあまり知られていない薬剤師の仕事もあります。

本書が薬の開発から使用まで、薬について少しでも知っていただく機会になればと思います。

目次
Contents

知っているようで知らない薬をめぐるお話
名古屋市立大学　大学院薬学研究科臨床薬学　教授　松永 民秀　2

薬が商品になるまでの流れ ～開発研究から治験まで
名古屋市立大学薬学部　客員教授　小森 高文　6

薬のしくみ
薬学研究科細胞分子薬効解析学　教授　山村 寿男　16

夢の新薬mRNA医薬
薬学研究科遺伝情報学　教授　星野 真一　24

薬の生体内運命
薬学研究科薬物動態制御学　教授　湯浅 博昭　32

薬のリスク ～医薬品による副作用のリスク管理
薬学研究科医薬品安全性評価学　教授　頭金 正博　40

お薬いろいろ ～百薬百話
薬学研究科薬物送達学　准教授　田上 辰秋
薬学研究科薬物送達学　教授　尾関 哲也　48

麻薬って怖いもの?
薬学研究科神経薬理学　准教授　大澤 匡弘　56

遺伝子でわかるあなたに合う薬
薬学研究科臨床薬学　教授　松永 民秀　64

自然が生み出す薬
薬学研究科生薬学　准教授　石内 勘一郎　72

健康食品にも休肝日を　～薬と健康食品との飲み合わせ
薬学研究科臨床薬学　客員教授／東北医科薬科大学　名誉教授　永田 清　80

高齢者と薬　～注意すべき点と薬の飲み方
医学研究科脳神経内科学　東部医療センター　教授　山田 健太郎　90

子どもと薬
医学研究科新生児・小児医学　教授　齋藤 伸治　96

お薬手帳を持ち歩いて急病に備えましょう
薬学研究科臨床薬学　非常勤講師　齊藤 将之　104

薬局・ドラッグストアを活用したセルフメディケーション
名古屋市立大学薬学部　臨床准教授／株式会社スギ薬局　DI室　神保 美紗子　112

コラム

最近の睡眠薬の話　15

漢方の本場は中国なの？　23

あなたなら、どう呼ぶ？ ―「名古屋市立大学」　63

「名市大ブックス」の処方箋　～良薬は口に苦し　89

執筆者プロフィール　120

大学案内　124

大学病院案内　125

薬学部／大学院 薬学研究科案内　126

薬が商品になるまでの流れ
～開発研究から治験まで

名古屋市立大学薬学部　客員教授　小森 高文

身近な病院や薬局で手にする薬が、どのように生まれているかご存じでしょうか。新薬を創り出す「創薬」の成功割合は0・005％未満という極めて狭き門で、開発には長い年月と膨大な費用を要します。薬が商品になるまでの流れ（図表1）と、新薬を必要とする方々に届けるための研究者のたゆまぬ努力を紹介します。

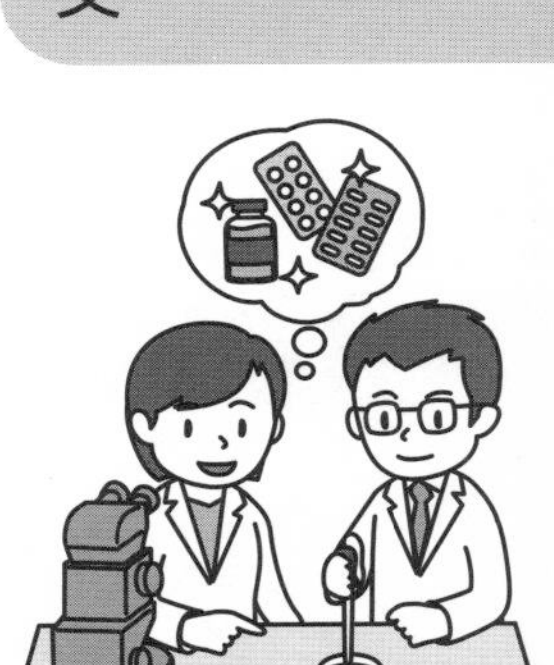

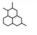

創薬研究（探索研究）：創薬標的の探索と創薬仮説の検証

画期的な新薬を開発するには、未知の疾患《しっかん》※1機序を遺伝子、タンパク・分子、細胞の各レベルで探究していく必要があり、そのために世界中の研究者が最先端の技術を駆使して新しい科学的知見を日々世の中に発表しています。これらの膨大な情報とともに、各企業の強みや事業戦略にも照らし合わせて、まず薬のターゲット（創薬標的）を決めていきます。たとえば抗《こう》がん剤ならば、がんの増殖に関わる生体分子や反応を、アルツハイマー型認知症治療薬ならば、病態の進行を引き

図表1　薬ができるまで～創薬研究の流れ

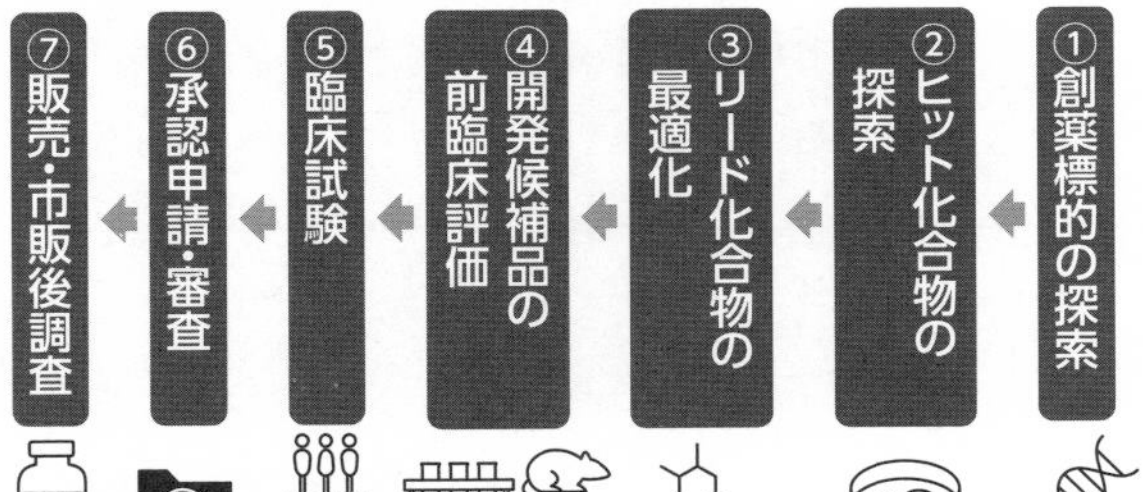

起こす原因物質をターゲットにします。実際、糖尿病ではその発症に関わるインスリンをターゲットとして治療薬が開発され、多くの患者さんの生活改善に貢献していることは、広く知られていると思います。

しかし、単一遺伝的疾患を除き、病気の発生機序は多岐にわたる因子が複雑にからみあっている場合が多く、症状の進行程度によっても適切な創薬標的が異なることがあります。たとえば糖尿病では、インスリンが薬として十分作用しない患者さんも多いので、インスリンと作用機序が異なるタイプの治療薬が開発されています。また、薬の治療効果を最大限に発揮するためには、疾患特異的[※2]な生体反応・分子を見定める必要があり、その一例ががん細胞に特有のタンパク質や活性化している遺伝子をターゲットにする「分子標的薬」といわれる薬で、がん細胞の増殖や転移がおさえられる一方、正常細胞へのダメージが少なく、従来の抗がん剤にあった副作用の軽減につながっています。ほかに、抗がん剤ゲフィチニブや抗凝固薬ワーファリンのように、疾患の標的遺伝子変異の有無や患者さんの遺伝的背景が、薬の効果を左右することもあります。このように、ゼロからイチを生み出すプロセスである創薬標的の探索や創薬仮説の構築・検証は、とても難しく挑戦的な課題であり、医薬品開発の成功可否を左右する極めて重要なステップです。

近年の創薬現場には、「データ駆動《くどう》型創薬」[※3]といわれるアプローチが導入されています。2000年代のヒトゲノムプロジェクト完了後には、ゲノム創薬[※4]が始まりました。その技術基盤から得られる生体分子の膨大かつ詳細な情報も活用さ

※1 **機序**
しくみ。メカニズム。

※2 **疾患特異的**
ほかの状態や病気では見られないこと。

※3 **データ駆動型創薬**
患者の微量組織サンプル解析など貴重で膨大な臨床情報と、基礎研究の知見からなるビッグデータを、機械学習（マシンラーニング）の手法の1つである深層学習（ディープラーニング）など人工知能（AI）技術を活用しながら、網羅的に解析して新薬を創ること。

※4 **ゲノム創薬**
ゲノム（遺伝子情報）を用いて、病気の原因となる遺伝子やタンパク質を特定し、より治療効果の高い新薬を効率的に創り出すこと。

れるようになり、生命現象・病態生理学のさらなる理解と、創薬標的探索の精度と効率性の向上が、期待されています。さらに現在、創薬標的・仮説の検証には、最新の遺伝子編集技術が用いられ、標的とする生体分子の働きや役割を、動物や細胞で確かめたり、疾患患者由来のｉＰＳ細胞などを用いたりすることで、精度が向上しています。このような創薬プロセスの劇的な変革の中、最先端の技術基盤とともに長年蓄積された経験・知恵を合わせ、画期的な新薬を生み出すための試みが日々、製薬会社で進められています。

創薬研究（探索研究）：ヒット化合物の探索

創薬研究においてターゲットとする生体分子（酵素、タンパク質など）が定まれば、次は、将来薬となる可能性のある新規物質・成分を探します。これはかぎとかぎ穴の関係にたとえられるように、標的生体分子の立体構造を同定し、その生体分子の働きに重要な活性部位（かぎ穴）に強く作用するような化学構造分子（かぎ）を、インフォマティクス[※5]を駆使してコンピューター上でシミュレーションします。この解析結果をもとにデザインした化学物質が期待通りの効果を示すか、まずは試験管内の簡易な実験で確認し、この予測と検証のトライ＆エラーをくり返しながら、薬理活性[※6]を持つ「ヒット化合物」を見出していきます。

ヒット化合物を探索し適切に選別する上では、標的とする生体反応を模倣し、期待する薬の効果を検知できる信頼性の高い試験管内の実験モデルを構築するこ

※5 インフォマティクス技術
生物学・化学と情報科学・計算化学などの学問を融合した情報処理技術。

※6 薬理活性
薬としての効果。

とが、必要最低限の条件です。さらに、ハイスループットスクリーニング[※7]の構築と、各社の英知の結集である高質な化合物ライブラリー[※8]を活用することで、微生物や植物などの生物由来の天然化合物や構造多様性に富んだ化合物群から、薬のタネとなるヒット化合物を効果的・効率的に探索できます。

ヒット化合物の性格（特性）の良し悪しは、その後の薬の開発スピードや費用に影響します。その短所が致命的で改善できない場合は、薬にすることを断念せざるを得ないこともあります。そのため現在多くの製薬会社ではヒット化合物の探索段階で、薬の性格を特徴づける薬理作用と並行して、薬の生体内への吸収や全身への分布、効果・副作用にも関係する物理化学的特性、体内動態、安全性など、いわゆる「薬らしさ」を考慮した化合物ライブラリーの構築を進め、こうした評価の基準が創薬の審査過程に組みこまれています。

このように、宝の原石でもあるヒット化合物を見出す創薬プロセスは、薬づくりの可能性や成功確度を高める上でとても重要で、ここでも最新の科学情報や最先端技術がタイムリーに活用されています。

創薬研究（探索研究）：ヒット化合物の最適化＝リード化合物へ

次は、ヒット化合物の長所を伸ばしながら短所を改善していく（子育てや人材育成の話のようですが）、ヒット化合物の最適化というステップになります。こ

※7　ハイスループットスクリーニング
High Throughput Screening（HTS）。ヒット化合物探索を早める、短時間に多検体処理が可能な科学実験システム。

※8　化合物ライブラリー
創薬過程で合成した化合物や外部から入手した化合物を集めてデータベース化し、探索や必要に応じて提供できるように管理されたコレクション、またそのシステム。

こでいう長所とは薬の効果、一方短所は、ヒット化合物の特性により異なりますが、前述の「薬らしさ」に関与する物理化学的特性、体内動態、安全性などの課題が該当します。当然、少ない投与量で薬の効果を示すためには、強い薬理活性が求められるとともに、副作用の心配が少ない候補品を選ぶ必要があります。

ヒット化合物からリード化合物を創出するには、まず「ファーマコフォア」と呼ばれる標的生体分子との相互作用に必要な分子の特徴や相対的な立体配置と、「薬らしさ」に求められる官能基[※9]（パーツ）を経験則から考慮しながら、ヒット化合物の化学構造を部分的に変えた類縁化合物をデザインします。そして合成した化合物を評価・検証する過程をくり返し、構造活性相関[※10]を解析していきます。しかし、精査するには、無数の組み合わせが存在し、あらゆる特性・評価項目の構造活性相関をすべて確認する（化合物を合成して、実験で評価する）ことは理想的ではありますが、限られた時間・資源（ヒト・モノ・カネ）の状況下では限界もあります。

最近では、このようなジレンマを解決し、リード化合物の最適化を効果的・効率的に行うために、創薬の研究開発現場でのデジタルトランスフォーメーション[※11]の活用が進んでいます。たとえばＡＩ技術[※12]を駆使すれば、実際に化合物を合成し実験で評価しなくても、無数の候補化合物をコンピューター上で作り出し分析できるので、化合物設計の高質化・効率化につながっています。また、このようなバーチャルスクリーニングに加え、化合物の自動合成装置やロボット工学を活用した細胞の自動培養、これらを用いて評価する試験管内実験およびデータ取得の

※9　官能基
有機化合物特有の性質や反応を特長づける原子団や結合様式。

※10　構造活性相関
薬理活性の強弱や安全性・体内動態特性と化学構造との関係性。

※11　デジタルトランスフォーメーション
デジタル変革。DXと略される。デジタル技術を使って作業手順の改善や効率的な新手法を創出するなど、社会や生活をより快適にする試み。

※12　AI技術
人間がインプットした膨大なデータ・情報から何らかの規則性や判断基準を学習し、未知の事柄を予測・判断し、アウトプットする技術。人工知能。

自動化、ＡＩ技術を活用した画像解析なども、ＤＭＴＡサイクル（図表２）の生産性を高めています。

このように人間では限界のあるプロセスが、日進月歩の技術革新のおかげで飛躍的に便利になり、研究者が新しい価値を創出できるよう支援する体制が整備されてきています。これからも最先端の科学技術と、研究者の知見、そこから生じる創造性があいまって、副作用の心配がなく、高い治療効果が期待できる高質な開発候補品が、短期間で創出されるようになるでしょう。

リード化合物が開発候補品に成長して、臨床試験に入るまで

このように多角的に評価・最適化されてきたリード化合物の、薬としての効果（薬効）や安全性を、次に動物で確認していきます。ここでは、リード化合物の用量や生体内濃度と薬効・毒性との関係性の解析や、臨床試験でも適用可能な薬効の指標となるバイオマーカーの探索や検証も進めます。リード化合物の有用性がマウスなどの動物でも認められればよいのですが、想定した投与量で期待した薬効が得られなかったり、逆に想定していなかった毒性が認められたりすることも多々あります。その場合は、創薬コンセプトや研究仮説の見直しとともに、消化管からの吸収や生体内濃度などの薬物動態面[※13]での課題がないか、また、毒性機序の解明など課題のしぼりこみとその改善策を探しながら、さらなる最適化を進

図表2　DMTAサイクル:ヒット化合物最適化の創薬フロー

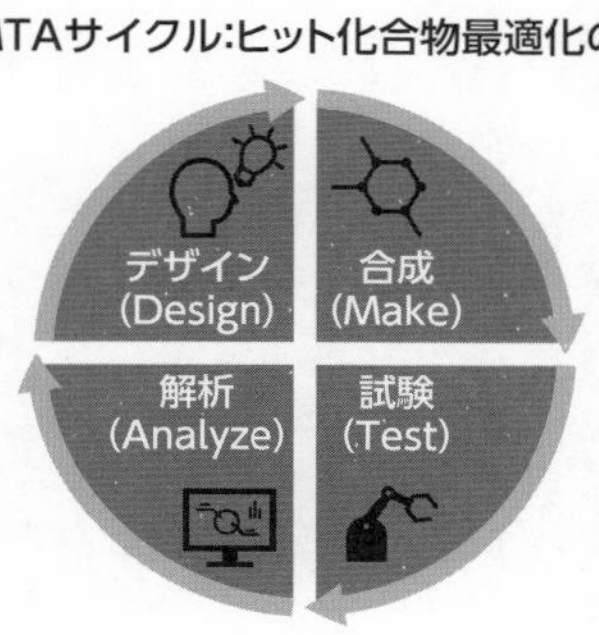

※13 **薬物動態**
投与された薬物が体内で吸収・分布・代謝され、排泄されるまでの動き。

め、開発候補品（図表3）を創出していきます。

また、動物とヒトでは遺伝子レベルや分子レベルで種差が存在し、薬に対する感受性が必ずしも同じではありません。マウスでは薬の効果があるけれど、ヒトでは効果なし、マウスでは毒性がないけれど、ヒトではあり、と重いリスクをともなう可能性も考えられます。そこで、これらリスクを低減させるために、ヒトの遺伝子を導入したトランスジェニックマウスや、一部の臓器をヒト化したキメラマウスが開発され、開発候補品のヒトでの薬効や毒性や体内動態評価に活用されています。また、動物の代わりに、iPS細胞などの活用でヒト生体の高次機能を模倣した試験管内モデルの開発や創薬応用も進んでいます。

最終的に開発候補品が決まれば、臨床試験に向けて製剤化の検討や、研究室で小規模に合成してきた化合物が、規制当局の基準にのっとり、高質で安全な医薬品を大規模に安定供給できる製造法の開発や体制構築が不可欠になります。たとえば、飲み薬で消化管から生体内への吸収が不十分であったり、注射剤で期待する量の薬が溶けなかったりしたら、製剤の処方設計の工夫・改善で課題解決の可能性が模索されます。治験[※14]薬の製造法が不十分だと、現実的な問題として臨床試験で使う薬が供給されず、そもそも臨床試験を進めることもできません。また、臨床試験を開始する前には、ヒトに近いサルなどの動物を用いた毒性試験で、開発候補品のヒトでの安全性を病理所見や生体濃度など薬物動態の考察も加味し十分精査します。数理学的モデルを用いたヒトの生体濃度や薬効用量の定量的予測もそのひとつです。これら検討結果より、臨床での治療効果および安全性が十分

図表3　開発候補品にのぞまれる特性

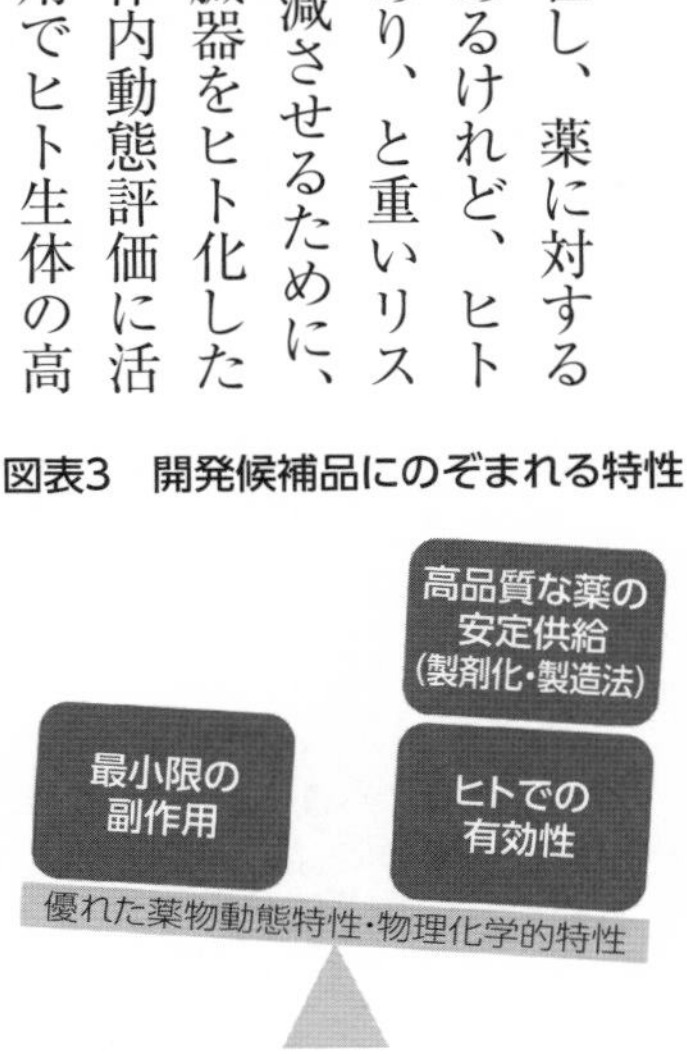

※**14　治験**
国の承認を得るために、薬の候補を健康な成人や患者に使用して、効果や安全性、治療法（適正な投与量や投与方法）などを確認する目的で行われる臨床試験。

見こめた開発候補品のみが臨床試験へと進むことになります。

臨床試験～薬が生まれるまで

臨床試験は、大きく3段階に分かれています。※15

第一相試験では、少人数の健康成人に、動物などで安全性が十分保障された用量・期間で投与し、薬の体内動態（吸収や血中濃度、代謝物）や副作用有無を、慎重に増量しながら確認していきます。この段階で薬効の指標となるバイオマーカーに関しても、副次的目的として必要に応じ評価されます。また、偽薬（プラセボ）といわれる、新薬候補品の有効成分をふくまない製剤を活用し、副作用や薬効を比較評価する場合もあります。ただし、抗がん剤の場合は被験者のリスクとベネフィット（効果）のバランスを考え、第一相試験からがん患者さんに参加してもらい、治療効果の検証を進めていきます。また、第一相試験の血中濃度やバイオマーカーのデータが得られると、非臨床（動物実験）で得られた結果である数理学的モデルの検証、高精度化が進められます。予測精度が向上した本モデルより得られるシミュレーション結果をもとに、より治療効果が期待される第二相試験の投与計画立案に活用されることもあります。

第一相試験で安全性と薬効が期待される血中濃度や持続時間が確認できたら、第二相試験に進み、少数の患者さんで治療効果を確かめます。ここでは、治療効果および安全性を指標に、最適な投与量・投与期間・投与間隔を決めていきます。

※15　ここではフェーズゼロ試験（薬の薬効量より十分低い微量の新薬開発候補品を簡易にヒトに投与し、探索的にヒト動態特性を把握する目的の試験）はふくめない。

また、既存の薬や標準的な薬物治療と比較する場合もあります。さらに、食事の影響や、肝腎《かんじん》疾患の影響、製剤処方の変更による影響、また薬物間相互作用[※16]に関する臨床試験も必要に応じて行われます。近年では数理モデルなどの高度化したコンピューター解析を活用し、臨床試験の一部を省略できる事例も増えています。将来的には多種多様な情報を統合したＡＩを用いて詳細なバーチャルシミュレーションが可能になり、臨床試験の簡略化や時短、個別化医療の実現など、臨床試験の質の向上につながっていくことが期待されます。

第三相試験は、第二相試験と主目的（患者さんに薬が効くか、安全かの確認）は同じですが、被験者数の規模が大きく異なります。第二相試験で認められた治療効果の科学的妥当性が、数百～数万人にのぼる患者を対象とした第三相試験で客観的に検証されたら、非臨床から製造、臨床にわたるすべてのデータを新薬申請として国・地域の規制当局へ提出します。その後、約1年にわたる厳正な審査を受け、医薬品製造販売が承認されると、ようやく新薬として患者さんのもとへ届けられます。

薬が製品化されて実際に医療現場で使用されるようになった後も、製薬会社の取り組みは続きます。薬の有効性、安全性、品質、薬物間相互作用などに関する調査を継続的に行い、そうした情報をタイムリーに医療現場と共有し、薬の適正使用につながるように、日々努めています。

※16 薬物間相互作用
薬の飲み合わせによる影響。

コラム
Column 1

最近の睡眠薬の話

薬学研究科神経薬理学　教授　桑 和彦

睡眠薬と聞いて、みなさんは何を思い浮かべますか。私は60歳で、小さい頃のニュースでは、睡眠薬自殺とか睡眠薬殺人などのこわい言葉を聞いた経験があり、親も怖い薬だと言っていました。しかし、これらの言葉をまったく見かけなくなって20年以上たちます。高齢の方には、今でも飲まないほうがよいと考える方もいますが、若い人には普通の薬です。

睡眠薬が安全になったのは、ベンゾジアゼピン系の薬（BZ薬）が開発されたからです。昔の睡眠薬は飲み過ぎると呼吸が止まりましたが、BZ薬はかなりたくさん飲んでも呼吸は止まりません。日本でも80年代にBZ薬が主流となり、安全になりました。専門的な話をしますと、BZ薬は脳の中でブレーキの役目をするGABAの作用を強めます。この作用はお酒に似ているため、お酒のように依存症や過剰摂取の危険性は残りました。

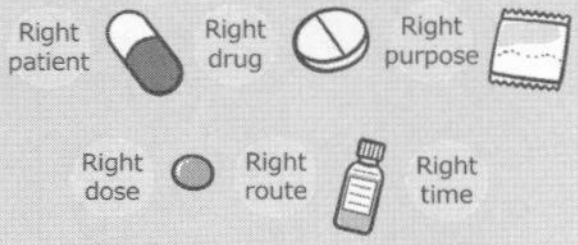

一方、最近開発された睡眠薬は、BZ薬とは異なり、脳の中のオレキシンという目を覚ます物質の作用をおさえます。つまり、アクセルを弱めることで眠気を増やします。副作用の問題もかなり改善され、この数年でBZ薬からの置きかえが進んでいます。このように身近な薬も、医学の進歩でどんどん変わっていきます。

最後に、睡眠薬を飲む時の注意点をひとつだけ。現在の睡眠薬はどれも安全ですが、その分少し弱いのです。睡眠薬は、普通の量では自然の眠気を強めるだけで、完全に目が覚めている人を無理矢理眠らせるほどの強い効果はありません。それができるのは睡眠薬ではなく、麻酔薬だけです。ですから、ひどい不眠症では睡眠薬だけでは満足に眠れないこともあります。その時に薬を増やすのではなく、薬以外のいろいろな工夫、医師の言う認知行動療法をしましょうというのが、最新の考え方です。眠れない人は、一度調べてみて下さいね。

薬のしくみ

薬学研究科細胞分子薬効解析学　教授　山村 寿男

薬は病気を治したり、体の機能を改善したりするものです。病気になるとお世話になる薬は、私たちの体の中でどのように働いているのでしょうか。薬が体の中で働くしくみについてお話しします。

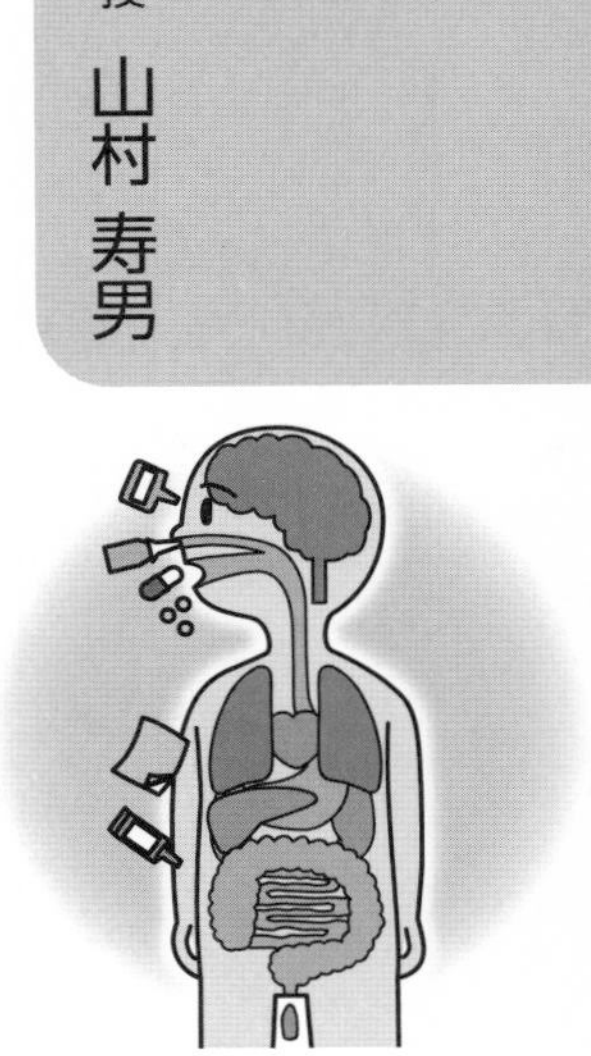

※1　副作用
薬による有害反応。「副反応」は、ワクチン接種による健康上の問題のこと。

薬：上から読むと「くすり」、下から読むと「リスク」

薬が私たちの体におよぼす作用を「薬理作用」といいます。薬理作用には、治療の目的に合う「主作用」と、治療の目的では不必要な、または、有害な副作用※1があります。副作用の中でも、望ましくないものは、「毒性」と呼ばれています。薬の効果は、投与する量（用量）によって異なります（図表1）。一般的に、用量が増えると、薬の効果も強くなります。

①無効量：効果を現さない量。
②有効量（治療量）：治療効果を現す量。

図表1　薬の効果

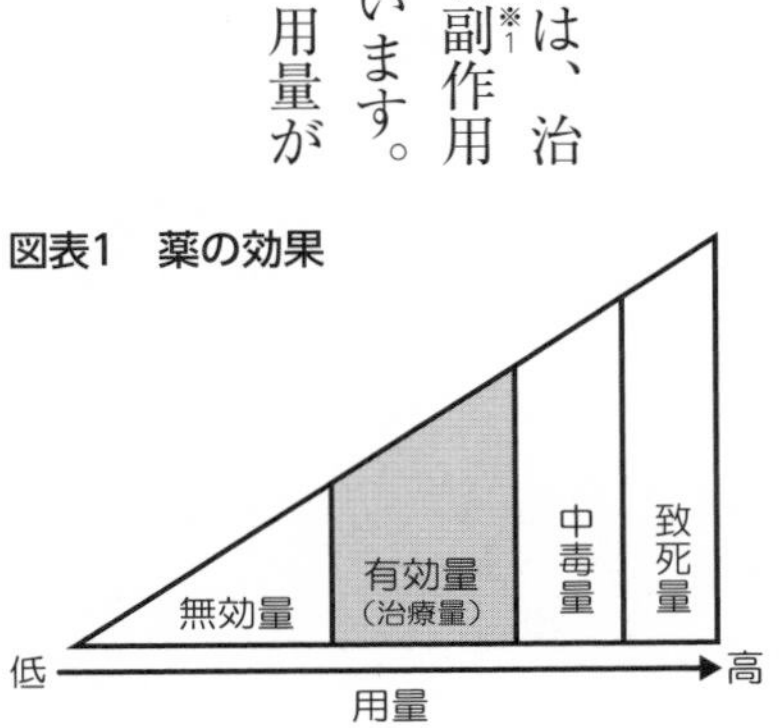

③中毒量：副作用や毒性によって中毒を起こす量。
④致死量：死にいたる量。

有効量と致死量の差が大きいものは、安全性の高い薬です。反対に、この差が小さいものや、有効量と中毒量が近いものでは、副作用を起こす場合がありますので、注意が必要です。たとえば、心不全の薬であるジゴキシンは、用量が高くなると、不整脈や悪心《おしん》（吐《は》き気）・嘔吐《おうと》などを起こします。そのため、薬の血中濃度を測定して、最適な用量や投与法を設定しながら投与します。

一方、副作用の中には、私たちにとって有益な作用がふくまれている場合があります。たとえば、アレルギー症状に用いられる抗ヒスタミン薬には、副作用として眠気が生じるものがあります。薬を受け取る時に、薬剤師さんに「このお薬を飲むと眠気が出ますので、車の運転には気をつけてください（または、車の運転をひかえてください）」と言われた経験がある方も多いのではないでしょうか。この眠気を薬に応用したのが、薬局で購入できる睡眠改善薬のドリエル®[※2]です。

薬は私たちの体の中のどこに働くの？

薬は私たちの体の中にあるさまざまなタンパク質と結合して、効果を発揮します。薬のターゲット（標的）になりうるタンパク質の分子は、約6500種類あると推定されています。主には、受容体[※3]、イオンチャネル[※4]、酵素[※5]です（図表2）。これらのタンパク質を活性化させるものは、作用薬、作動薬、活性化薬と呼ばれ、

※2　ドリエル®
有効成分は、初期の抗ヒスタミン薬であるジフェンヒドラミン。

※3　受容体
特定の物質と結合して、細胞内シグナルを活性化させるタンパク質。

※4　イオンチャネル
特定の刺激によって活性化し、イオンを通すタンパク質。

※5　酵素
さまざまな化学反応を助けるタンパク質。

図表2　薬のターゲット

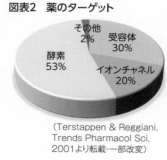

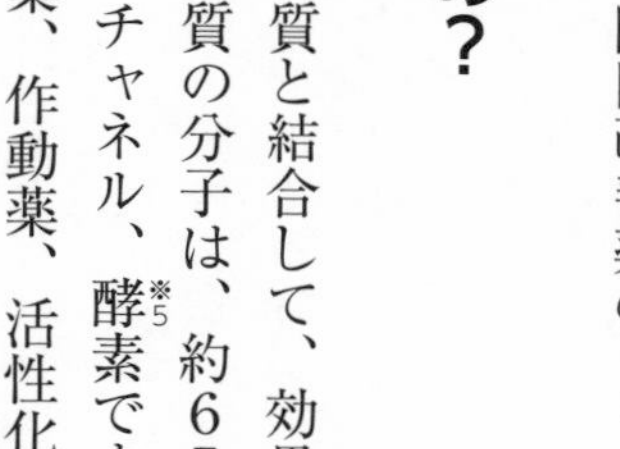

（Terstappen & Reggiani, Trends Pharmacol Sci, 2001より転載・一部改変）

反対に活性を抑制するものは、拮抗《きっこう》薬、遮断《しゃだん》薬、阻害《そがい》薬と呼ばれています。

しかし現在までに、薬のターゲットとなっている分子は少数です。私たちの体の中には、まだまだ役割のわからない、薬のターゲットになる分子がたくさん眠っています。

薬が効くしくみ：抗ヒスタミン薬

薬の中で最も身近なものが、アレルギーの薬ではないでしょうか。アレルギー性鼻炎（花粉症をふくむ）、アレルギー性皮膚炎、気管支ぜんそく、じんましんなどのアレルギー症状が出た時に処方される代表的な薬です。花粉症の時期になると、手放せなくなる方も多いのではないでしょうか。アレルギーの薬の多くは、抗ヒスタミン薬に分類されるものです。

私たちの体の中に、花粉やハウスダスト、特定の食物などの異物（アレルゲン＝抗原）が入ってくると、肥満細胞による免疫《めんえき》応答（抗原抗体反応）※6が起きて、ヒスタミンなどが放出されます。このヒスタミンがさまざまな細胞のヒスタミン受容体に結合して、アレルギー症状（なみだ目、鼻水、くしゃみ、じんましんなど）を起こします。抗ヒスタミン薬はヒスタミン受容体に結合して、ヒスタミンがヒスタミン受容体に結合するのをブロックします。そのため、アレルギー反応が起きにくくなり、アレルギー症状が改善します（図表3）。

※6　ヒスタミン受容体
正確には、ヒスタミンH1受容体。ヒスタミンと結合して、アレルギー反応などに関与する。

図表3　抗ヒスタミン薬のしくみ

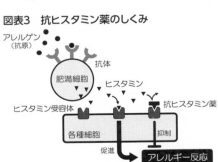

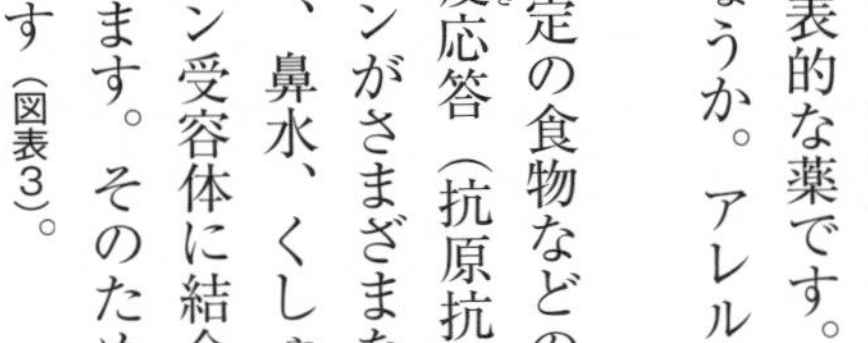

花粉症対策では、アレルギー症状が起こる前に抗ヒスタミン薬を服用することが肝心です。アレルギー症状が起こってからでは、薬が効くまでに時間がかかる場合があります。花粉が飛び始める少し前から抗ヒスタミン薬を服用し始めると効果的です。

自然毒に対する体の反応：フグ毒

私たちの体は、自然界のものに対しても反応する場合があります。たとえば、動物や植物が持つ自然毒を誤って食べた時に起こる食中毒です。特に、フグ毒は死亡率が高いことが知られています。

フグ毒の主な成分は、テトロドトキシンという物質です。その毒性は青酸カリ（シアン化カリウム）の1000倍も強く、最強の自然毒の1つです。テトロドトキシンは、細胞の表面（細胞膜）にあるナトリウムチャネル※7をブロックします（図表4）。テトロドトキシンが体内に取りこまれると、舌先、くちびる、指先がしびれ始めます（20分〜3時間後）。次に、手足のしびれ、感覚まひ、運動まひが起こります。さらに、運動障害、言語障害、呼吸困難が起こり、最終的には、呼吸が止まり死亡します（4〜8時間後）。

残念ながら、フグ毒を治療する薬はありません。テトロドトキシンが体の外に出るまで（約8時間）待つ以外の方法はありません。ただ、テトロドトキシンは心臓にはあまり作用しない（心臓は動き続けている）ので、人工呼吸器など

※7 ナトリウムチャネル
正確には、電位依存性ナトリウムチャネル。細胞膜の脱分極によって活性化され、ナトリウムイオンを通すイオンチャネル。神経の伝達や筋肉の収縮などをになう。

図表4　フグ毒テトロドトキシンのしくみ

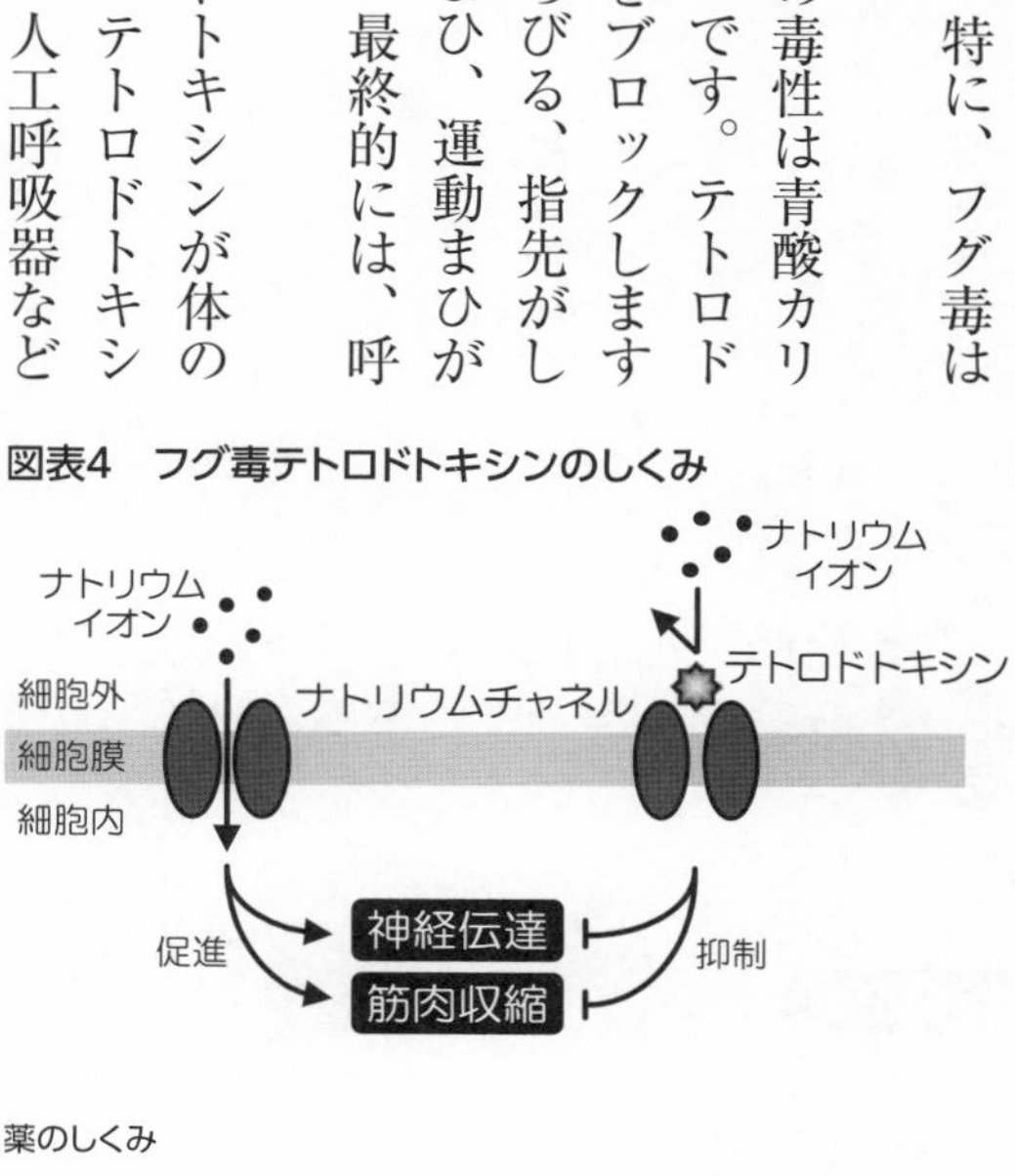

で呼吸を確保することができれば助かります。フグを食べる時には、この話を思い出してください。

患者さんにやさしい「薬づくり」

わが国で最も患者数が多い病気は何でしょうか。それは「高血圧」です。高血圧の人は、約4300万人いると試算されており、日本人3人に1人は高血圧ということになります。高血圧は自覚症状がないため、あまり重く受けとめてもらえませんが、心臓や脳、腎臓の病気につながる危険な病気です。そのため、高血圧は「サイレントキラー（沈黙の殺し屋）」ともいわれています。

高血圧の薬の中で最も多く処方されているものが、カルシウムブロッカー※8です。カルシウムブロッカーは、血管の収縮を促進するカルシウムイオンの細胞内への流入をブロックして、血管の収縮をおさえることで、血管を広げて、高くなった血圧を正常範囲まで下げる薬です（図表5）。

私たちの研究室では、先々代の故・渡邉稔教授と先代の今泉祐治教授が、カルシウムブロッカー「ベニジピン（商品名コニール）」を製薬企業（当時協和発酵工業株式会社、現・協和キリン株式会社）と共同開発しました。

開発当時は1日3回服用するカルシウムブロッカーしかありませんでした。高血圧は高齢者に多い病気のため、1日3回の服用は患者さんの負担が大きく、また、薬の飲み忘れも心配されます。そこで、1日1回の服用でも効果が続く「ベ

※8　カルシウムブロッカー
電位依存性カルシウムチャネルをブロックする薬の総称。電位依存性カルシウムチャネルは、血管の収縮などをになうイオンチャネル。

図表5　カルシウムブロッカーのしくみ

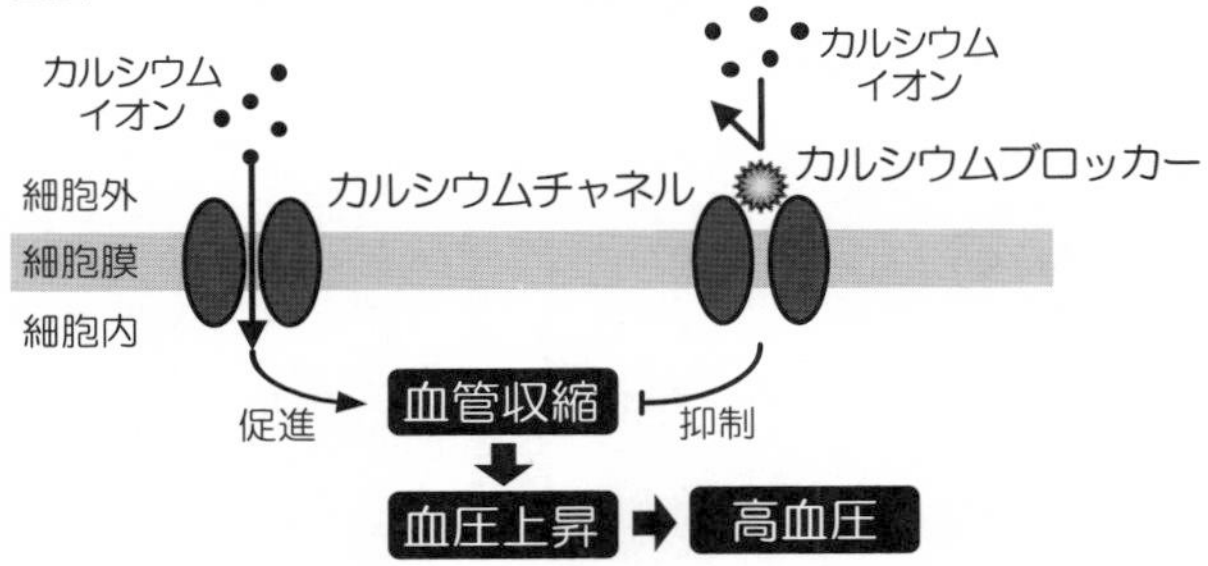

ニジピン」が開発されました。現在では、新しいタイプの薬が登場していますが、今でも「ベニジピン」は現役で使われています。

難病の新しい「薬づくり」を目指して

私が専門としている病気は「肺動脈性肺高血圧症」という難病です。難病とは、「難病の患者に対する医療等に関する法律（難病法）」で、

①発病の機構が明らかでない
②治療方法が確立していない
③希少な疾病である
④長期の療養を必要とするもの　と定義されています。

さらに、

⑤患者数がわが国で一定の人数に達しないこと（人口の0・15％（約18万人）未満）
⑥客観的な診断基準が確立していること　を満たす病気は、医療費助成の対象となる「指定難病」と呼ばれています。

２０２０年度末において、指定難病は３３３種類（その後追加があり２０２２年11月時点で３３８種類）、患者総数は１０３万人です。肺動脈性肺高血圧症も指定難病にふくまれています。

わが国で最も患者数の多い難病は、パーキンソン病（14・２万人）です。次に、潰瘍《かいよう》性大腸炎（14・１万人）、全身性エリテマトーデス（６・４万人）、ク

ローン病（4・8万人）と続きます。ただ、患者数が1万人を超える難病は少なく、大半は100人未満です（図表6）。ちなみに、肺動脈性肺高血圧症の患者数は4230人です。

肺動脈性肺高血圧症は、心臓（右心室）から肺につながる肺動脈の異常によって肺動脈圧が高くなり、心不全を起こす病気です。年間100万人あたり1～2人が発症するとの報告があります。20年以上前は、5年生存率※9が50%を下回り、未治療の場合の余命が2・8年だったため、不治の病とされ、当時はがんと同じように病名を告知しないことが慣例でした。この20年で新しい薬が誕生し、5年生存率は70%程度まで改善しましたが、病気の克服には、ほど遠い状況です。私たちの研究室では、肺動脈性肺高血圧症のメカニズムにもとづいた新しい「薬づくり（創薬）」に挑戦しています。

薬は正しく使いましょう

冒頭で紹介した『薬：上から読むと「くすり」、下から読むと「リスク」』は、薬学部に入ると必ず教わる文言です。薬には私たちの体にとってよい作用（病気を治す効果＝ベネフィット）と悪い作用（副作用や毒性＝リスク）があります。薬は、「ベネフィット」が「リスク」を上回っている場合にのみ用いられます。そのため、薬は決められた用法・用量にしたがって服用してください。

薬のしくみがわかると、薬の使い方にも、より理解が深められると思います。

図表6　難病の患者数

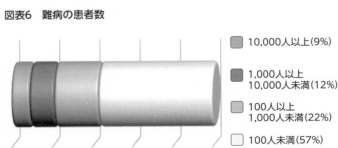

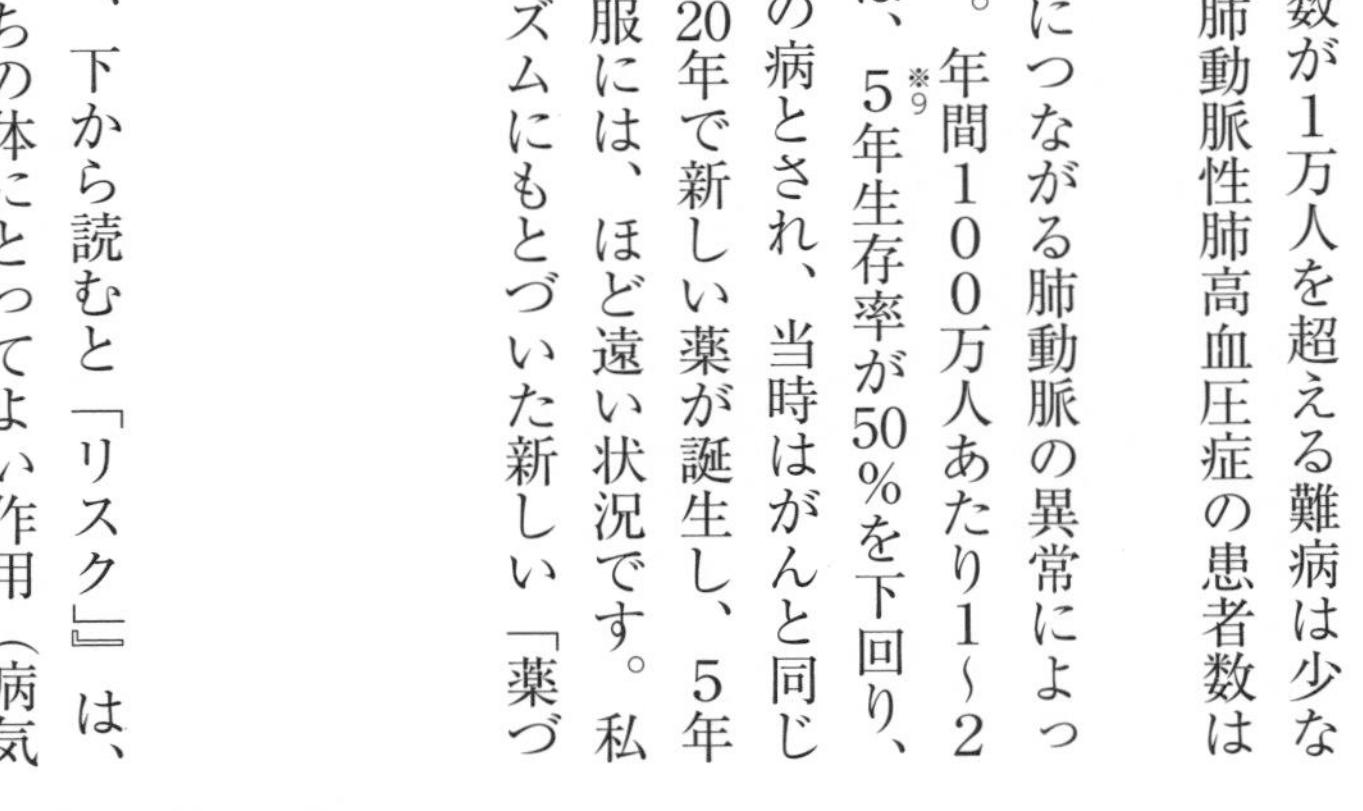

※9　**5年生存率**
診断から5年後に存命の患者の割合。がんの場合の5年生存率は64%。

コラム
Column 2

漢方の本場は中国なの?

薬学研究科生薬学　教授　**牧野 利明**

名市大ブックス第6巻で、漢方のことが「中国から発祥した1千年以上も前から続いている医療」と紹介されていますが、やや不正確な表現です。日本東洋医学会によると、漢方医学は「中国より渡来し、日本において発達した医学」、中国伝統医学は「古代中国で発生・発展した伝統医学」、中医学を「中華人民共和国成立以降の中国伝統医学の形態」と、それぞれ定義していて、日本の漢方と現代の中医学は異なる概念・学問としています。

7世紀に遣隋使・遣唐使によって中国大陸の文化が日本へ伝えられた時に、古代中国医学も日本へ伝わりました。その後、明代・室町時代まではお互いに仲良く交流していたのですが、江戸時代に状況が変わります。まず幕府の鎖国政策により清国との人の往来がなくなり、生薬や書籍などのモノしか日本に入らなくなりました。また、清国から生薬を輸入する際に支払っていた日本産の金銀が国外に流出することを防ぐために、国内に自生している薬用植物を開発して清国産生薬の代用とする推進策の結果、日本の医学は独自に発展していきました。

現代の中医学で使用する生薬は、日本で使用する生薬と比べて、同じ漢字名でも原料となる植物が異なることが多い上に、生薬を使用する際の医学理論もかなり異なっています。たとえば、日本で更年期障害によく使用される「加味逍遥《しょうよう》散」という漢方薬には、10品目の生薬が配合されますが、よく似た名前の「加味逍遥丸《ジャーウェイシャオヤォワン》」という中成薬（中医学で使用する製剤）の配合生薬は9品目で、そのうち日本と同じ植物原料は2品目だけです。

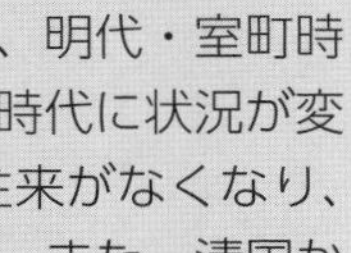

したがって、漢方は日本の伝統医学であり、漢方の本場はあくまで日本となります。現代中国で行われている中医学とは異なるもので、漢方は現代の中国には存在しません。ですから中国で購入した医薬品は日本とは中身が異なることが多いので、素人判断では絶対に使用しないで下さい。

夢の新薬mRNA医薬

薬学研究科遺伝情報学　教授
星野　真一

2020年新型コロナウイルス感染症の世界的大流行（パンデミック）に対してmRNAワクチンが異例の速さで開発され、多くの人命が救われました。これを機に世界中で注目を集めているmRNA医薬は、ワクチンだけでなく、がん免疫療法やiPS細胞の作製、遺伝子治療やウイルス性疾患の治療、疾患原因因子の補充療法など広範な臨床応用が可能で、夢の新薬として期待されています。

これまでの低分子医薬と、これからの高分子医薬

これまで市販されている薬は、成分のサイズが小さな低分子[※1]医薬が主流でした。たとえば、解熱鎮痛薬やかぜ薬、胃腸薬、ビタミン剤、血圧の薬、抗生物質から麻酔薬などすべて低分子医薬です。ところが最近では、薬の素材（モダリティ）としてこれまでの低分子医薬だけでは不十分であるという認識が広がり、高分子[※2]を素材とする薬の開発が活発化しています（図表1）。これまでもインターフェロン

※1　**低分子**　数個〜数百個くらいまでの原子からできている分子のこと。

図表1　低分子医薬と高分子医薬

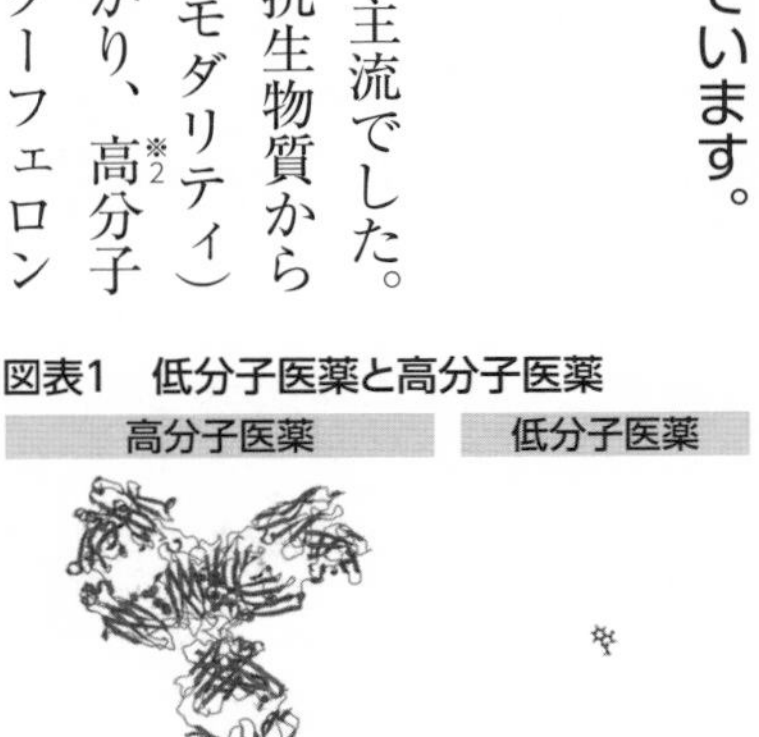

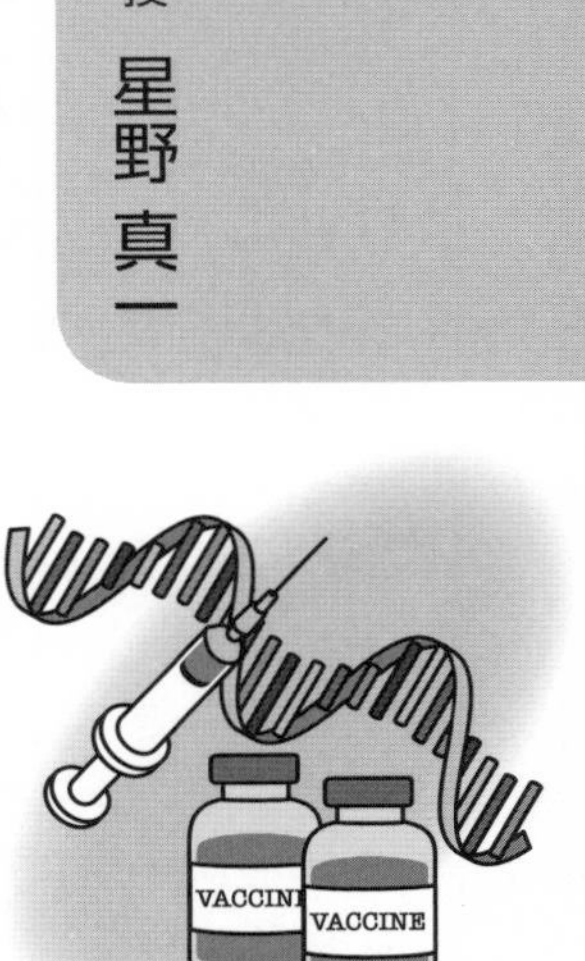

やインスリン、成長ホルモンなどタンパク質を素材とする薬は開発されていますが、2010年頃から急速に成功を収めるようになった代表的な高分子医薬が抗体医薬です。抗体は、生体内において異物に結合してこれを排除する働きをするY字型のタンパク質ですが、これを人工的に合成して感染症やがんに対する薬として開発されています。それまで医薬品売上高ランキングの1位は、高脂血症治療薬のスタチン（低分子医薬）でしたが、これを境に売り上げトップ10を抗体医薬が独占するようになりました。今、抗体医薬の世界市場は数兆円といわれており、がんやリウマチなどの免疫疾患に対する治療薬が数多く開発されています。現在臨床試験中の抗体医薬品は実に500品目を超えるといわれています。そのような中、タンパク質と同じく高分子であるRNAも、薬の素材としてその有用性が期待されるようになりました。

※2　**高分子**
1000個以上の原子からできている分子。

高分子医薬の新たな期待：mRNA医薬とは

私たちヒトの体の中には、メッセンジャーRNA（mRNA）が存在します。発見されたのが1961年で、およそ60年がたちます。DNAについてはすでにみなさんよくご存じでしょう、1953年に英ケンブリッジ大の科学者、ジェームズ・ワトソンとフランシス・クリックがDNAの二重らせん構造を発見して一躍脚光を浴びました。DNAは遺伝情報を保持し子孫にその遺伝形質を伝える働きをしていることは誰もが知っていますが、RNAについては高校で生物や化学をとっていない人はあまりよく知らないかもしれません。ＲＮＡも、このＤＮＡとよく似た物質で、その構造も非常によく似ています（図表2）。ＲＮＡもＤＮＡと同じようにらせん構造を取ることもできますし、同じように遺伝情報を保持することもできます。私たちの体の中では、ＤＮＡの遺伝情報は、いったんＲＮＡに写し取られてｍＲＮＡに変換された後、その情報をもとにタンパク質が作られます。ＤＮＡの機能は、このようにｍＲＮＡを介してタンパク質を作り出すことで発揮されます。

この体の中で作られるｍＲＮＡをまねて、人工的に合成したものがｍＲＮＡ医薬です。ｍＲＮＡ医薬は２０２０年、新型コロナ感染症に対するワクチンとして最初の成功例が出て一躍有名になりましたが、ワクチンにとどまらず、がん治療やｉＰＳ細胞の作製を介した再生医療、ゲノム編集技術を使った遺伝子治療やウイルス性疾患の治療、そして難病と呼ばれる遺伝性疾患や希少疾患の治療をも可能にする夢の新薬として期待されています。

mRNA医薬最初の成功例として登場したmRNAワクチン

ワクチンはこれまでも百日ぜきやポリオ、ジフテリア、破傷風、はしか、風しん、日本脳炎、結核、インフルエンザ、ヒトパピローマウイルスなどに対する予防用ワクチンの接種でなじみ深いものです。このような一般的なワクチンの場合

図表2　DNAとRNA（mRNA）

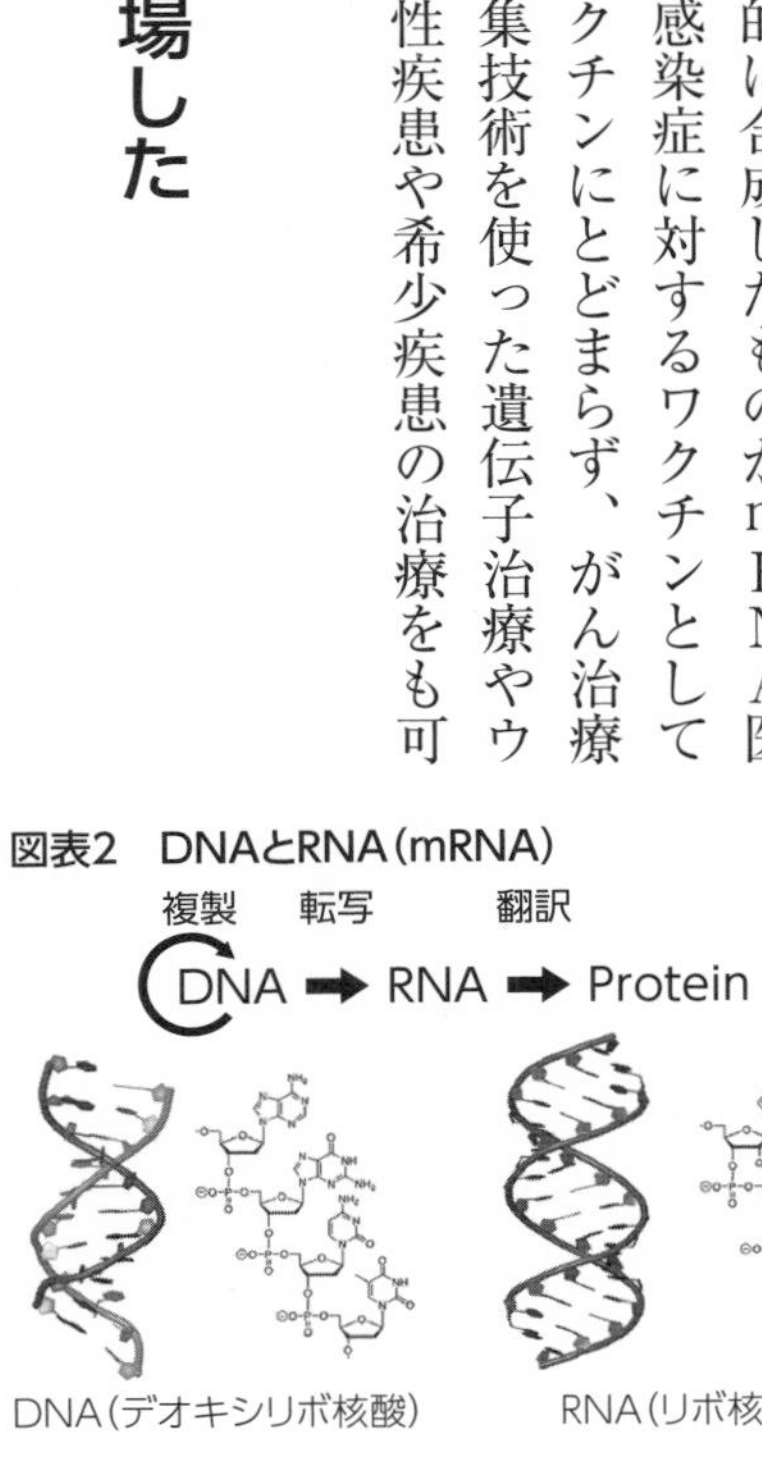

（DNAとRNAの一次構造図：日本生物物理学会HPより抜粋 https://www.biophys.jp/highschool/B-03.html）

※3 **脂質ナノパーティクル** 脂質で構成されるナノ粒子。核酸を細胞内に送達することができる。

には、ウイルスや細菌などの病原体を培養し、感染性を失わせた不活化体を製剤化して、ヒトに投与することで抗体を作らせます。これに対して、２０２０年に新型コロナ感染症の救世主として突如登場したコロナワクチン（ｍＲＮＡワクチン）の場合には、様子がまったく異なります。コロナワクチンは、新型コロナウイルスの表面抗原であるスパイクタンパク質を作るｍＲＮＡを人工的に作製し、これを脂質ナノパーティクル[※3]と呼ばれる脂質でコーティングした後、ヒトに投与します。すると、人工ｍＲＮＡは細胞に取りこまれて、細胞中でｍＲＮＡの遺伝情報が読み取られてスパイクタンパク質が合成され、これを免疫担当細胞が補足して抗体を産生する（図表3）、という方法です。これまでのワクチンとの大きなちがいは、病原体を培養して不活化するような時間のかかる操作はいらず、ウイルスタンパク質の配列さえわかれば、すぐに人工的にｍＲＮＡとして合成し製剤化できるという点にあります。実際に、今回の新型コロナウイルスパンデミックに対しては、わずか11カ月でワクチンとして製剤化できることをファイザー社／ビオンテック社とモデルナ社が見事に証明しました。

　このコロナワクチンの成功以降、狂犬病やインフルエンザ、ジカウイルス、ＲＳウイルスをはじめとする呼吸器感染症、結核、エイズウイルス（ＨＩＶ）、黄熱病やＥＢウイルスなど数多くの感染症に対するｍＲＮＡワクチンの開発が活発化しています。その先導を切っているのがやはりモデルナ社とビオンテック社です。

図表3　mRNAワクチン

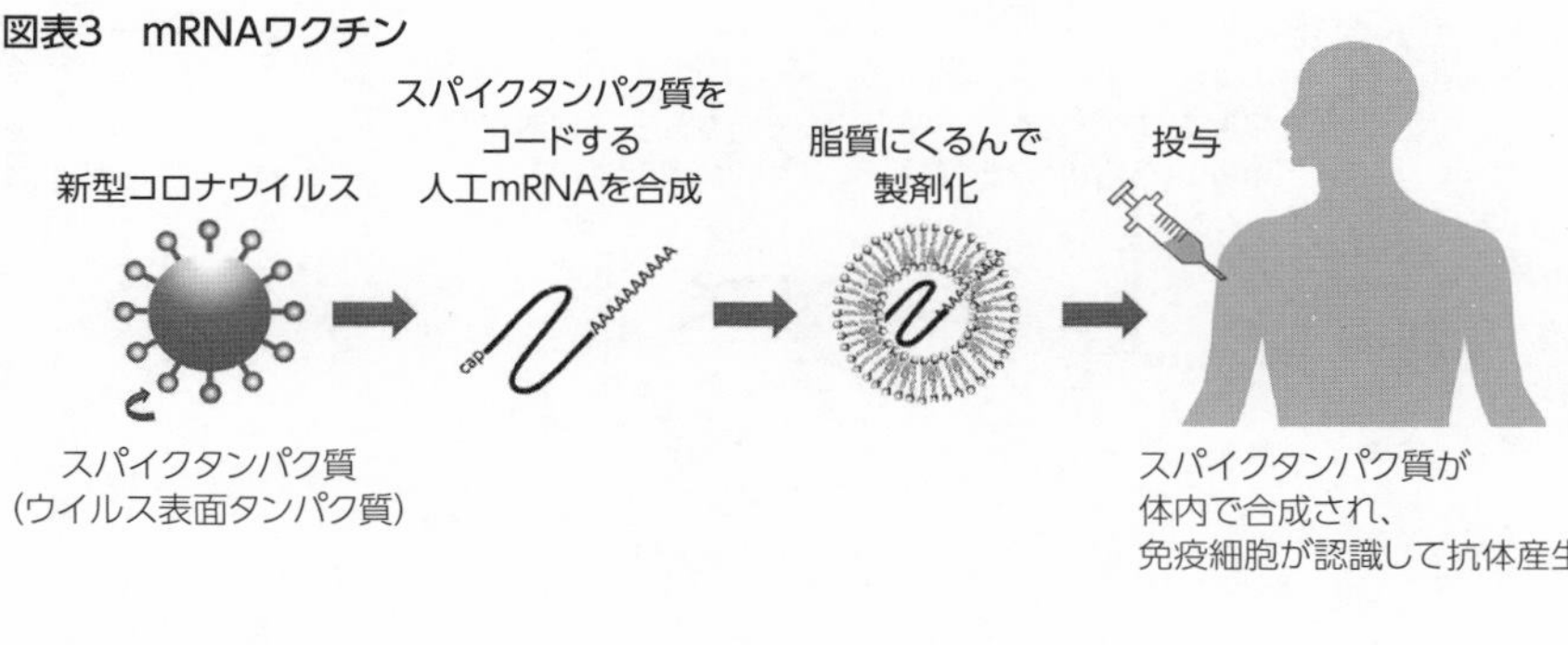

mRNA医薬は、がん治療にも期待が集まっている ～がん免疫療法

がん免疫療法は、がんに対する抗体を作らせるmRNAワクチンに似ていますが、ちがいます。がん患者の血液より免疫細胞の1つである樹状細胞を単離※4し、がんの目印となるがん抗原を作る人工mRNAを入れて培養します。その結果、樹状細胞はがん抗原を細胞表面に提示しますので、これを体内にもどしてやると、樹状細胞は免疫の司令塔となり、リンパ球にがん抗原を教え、リンパ球がそのがん抗原を持つがん細胞を特異的※5に攻撃するという方法です（図表4）。樹状細胞をがんに対するワクチンのように使用するので、樹状細胞ワクチン療法とも呼ばれています。

現在、がんに対する治療用mRNAの開発がさかんに行われており、メラノーマや非小細胞肺がん、卵巣がん、リンパ腫、前立腺がん、乳がん、固形がん、頭《とう》頸部《けいぶ》がん、急性骨髄《こつずい》性白血病、消化器がんといった数多くのがんに対するmRNAの開発が進められています。開発企業は、コロナワクチンを開発したモデルナやビオンテックをはじめ、キュアバックやサノフィ、エターナ、メルク、ジェネンテック、アストラゼネカなど数多くの企業が開発に鎬《しのぎ》をけずっている状況となっています。

※4 単離
生体や生物組織から、細胞や遺伝子など特定の要素を分けて取り出すこと。

※5 特異的
ほかとはっきりちがい、それだけを区別できること。

図表4　がん免疫療法

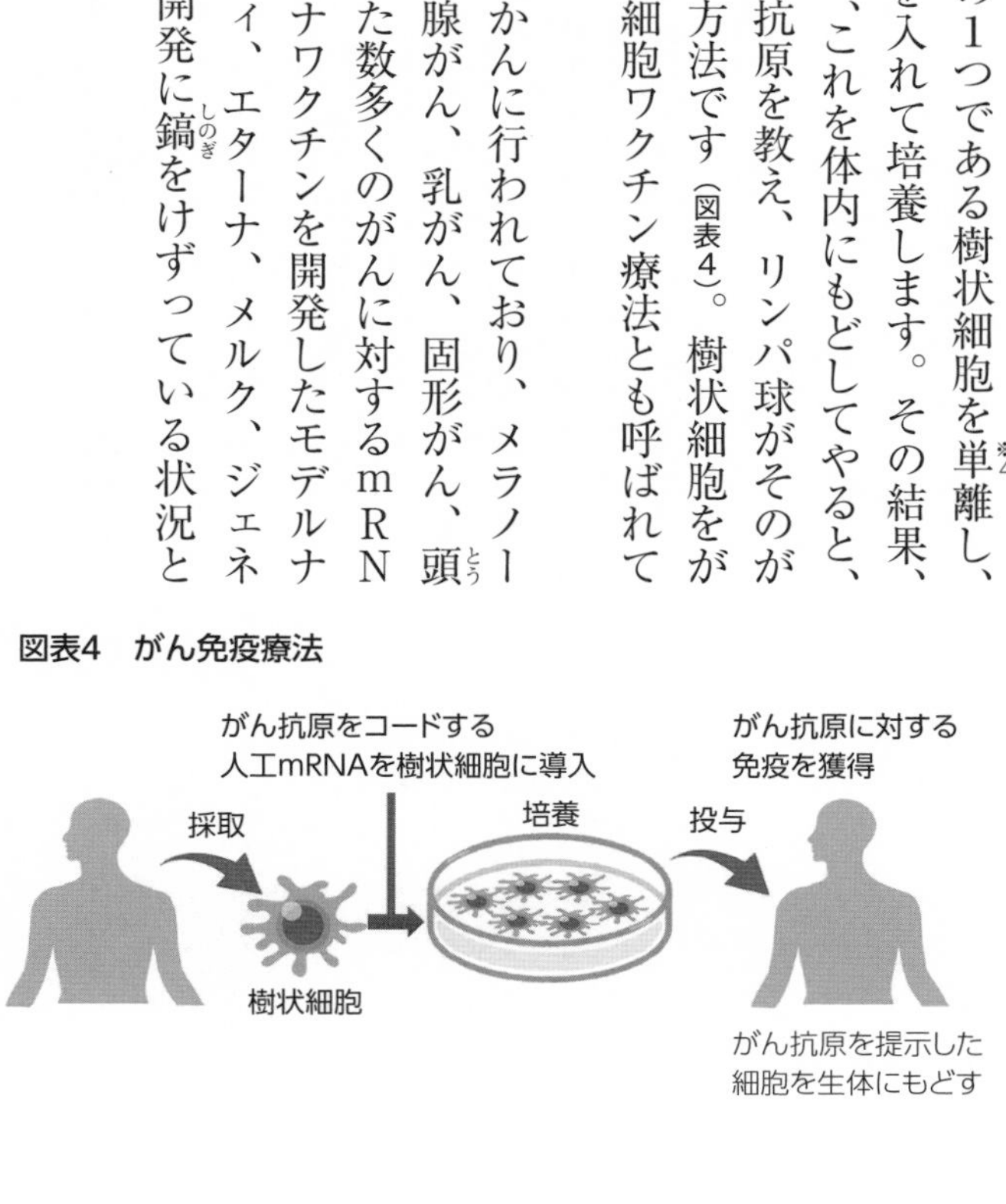

安全性の高いmRNA医薬を使用したiPS細胞の作製と、再生医療

ｉＰＳ細胞は２００６年に京都大学山中教授によって開発された細胞の初期化法で、体細胞にｃ-Ｍｙｃ、Ｏｃｔ３／４、Ｓｏｘ２、Ｋｌｆ４という４つの因子（山中４因子）の遺伝子を導入し、細胞を未分化[※6]な状態にもどす方法です（図表5）。当初はレトロウイルスと呼ばれるウイルスのベクター[※7]を使ってＤＮＡの形でこの４つの遺伝子が細胞に導入されていました。ただし、ＤＮＡは生体内のゲノムに取りこまれてゲノムＤＮＡを傷つけるため発がんなどの危険性がありました。現在では、そのような危険性のない人工ｍＲＮＡ（ｍＲＮＡ医薬）を使って安全に行うことが可能となっています。

ｉＰＳ細胞では、神経細胞や筋肉細胞、脂肪細胞などといった、さまざまな機能を持つ特殊化した細胞に分化する前の状態にリプログラミングされます。したがってｉＰＳ細胞は、胚《はい》性幹細胞（ＥＳ細胞）と同様に、無限の自己複製能と全身の細胞種へ分化する多分化能（多能性）を保持しています。現時点で、ｉＰＳ細胞は、心筋や神経、血液、腸管などさまざまな細胞に分化することが可能となっており、損傷した組織や臓器を人工的に作り出し治療に用いる再生医療への応用が期待されています。また、疾患を持つ患者由来のｉＰＳ細胞から、その疾患の細胞に分化させることで病気の原因を究明する研究にも応用できます。

※6　未分化
細胞が特定の機能を持つ細胞にまだ変化していないこと。

※7　ベクター
遺伝子の運び手。

図表5　iPS細胞の作製

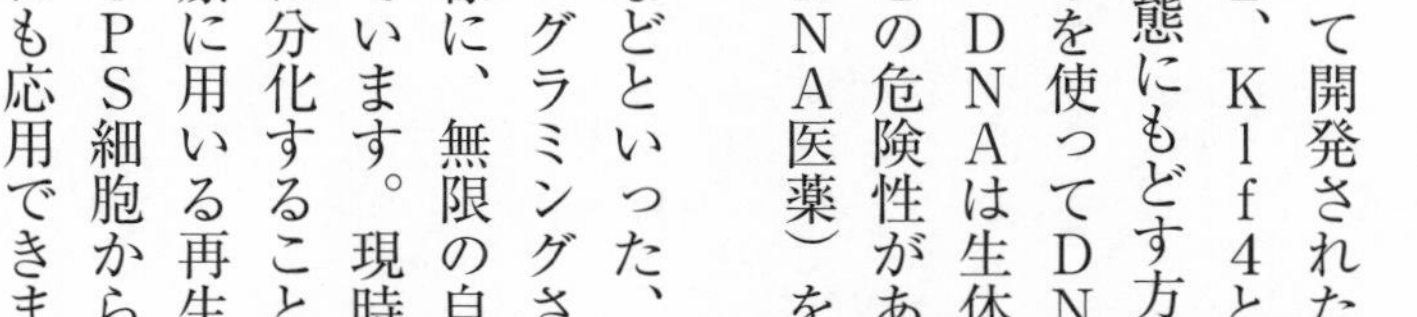

ｍＲＮＡ医薬を用いた疾患原因因子補充療法で希少疾患や超希少疾患の治療が可能に

ｍＲＮＡ医薬は、難病といわれる遺伝性疾患、希少疾患の治療に対してもその有効性が期待されています。たとえば、オルニチントランスカルバミラーゼ欠損症は、肝臓におけるアンモニアの解毒酵素であるオルニチントランスカルバミラーゼが欠損することにより、高アンモニア血症[※8]をきたす尿素サイクル[※9]の異常症で、この原因因子であるオルニチントランスカルバミラーゼのｍＲＮＡを脂質ナノパーティクルとともに投与して補充する治療法が臨床試験中です。同様に、代謝性アシドーシス[※10]をともなう先天性代謝異常症であるプロピオン酸血症も、その原因因子であるプロピオニルＣｏＡカルボキシラーゼ[※11]のｍＲＮＡを補充する治療法が開発段階にあります。そのほか、メチルマロン酸血症やフェニルケトン尿症、Ⅰ型糖原病といったこれまで治療法がなかったような希少疾患、超希少疾患が今後ｍＲＮＡ医薬の進展で治療可能になることが期待されます。

ゲノム編集技術を搭載したｍＲＮＡ医薬による遺伝子治療・ウイルス疾患治療

ゲノム編集という画期的な技術をご存じでしょうか。米カリフォルニア大バー

※8　高アンモニア血症
体内で生成されたアンモニアがうまく分解されず血液中に蓄積される病気。意識障害などが起こる。

※9　尿素サイクル
おもに肝臓で、生体内で発生する有毒なアンモニアを無毒な尿素に変える代謝経路。

※10　代謝性アシドーシス
代謝のバランスがくずれ、体内に酸が過剰に存在している状態。嘔吐、疲労、過呼吸などが起こる。

※11　プロピオニルCoAカルボキシラーゼ
酵素の1種。

クレー校のジェニファー・ダウドナと独マックス・プランク感染生物学研究所のエマニュエル・シャルパンティエによって開発された、ヒトゲノムに書きこまれた遺伝情報を自在に改変する技術です。クリスパー・キャス９と呼ばれるハサミのような人工酵素を使い、ガイドＲＮＡと呼ばれるゲノム上の特定のＤＮＡ部位を指令するＲＮＡと組み合わせて、標的ＤＮＡを改変します。この技術を使用すると、不都合な疾患原因遺伝子を破壊したり、変異を持つ遺伝子を修復したりすることが可能となります（図表6）。これまで遺伝子治療は、アデノウイルスベクターをはじめとするウイルスベクターに目的遺伝子をＤＮＡの形で導入する方法が取られてきましたが、アデノウイルスベクターの過剰投与による死亡事故や白血病といった副作用が発症するなど、ゲノムＤＮＡを傷つける危険性が問題視されてきました。そこで、このようなＤＮＡ医薬の代わりに、クリスパー・キャス９を発現[※12]するｍＲＮＡ医薬が、そのような危険性のない安全な薬として期待されています。現時点で難病の遺伝性トランスサイレチンアミロイドーシスや遺伝性血管浮腫などの遺伝子治療薬の開発が進行中です。

　また、ゲノム編集技術を搭載したｍＲＮＡ医薬は、ウイルス性疾患の治療にも応用可能です。名古屋市立大学をはじめとする４大学・２研究機関の共同研究でＢ型肝炎の治療を目的とした共同研究が進行中です。ゲノム編集遺伝子の人工ｍＲＮＡを、肝臓に送達して肝臓に入りこんでいるＢ型肝炎ウイルス（ＨＢＶ）のＤＮＡを切断・分解することで根治治療を行うプロジェクトで、これが実用化すれば世界初であり、今後のウイルス疾患治療のスタンダードになることが期待されます。

図表6　ゲノム編集技術を搭載したmRNA医療

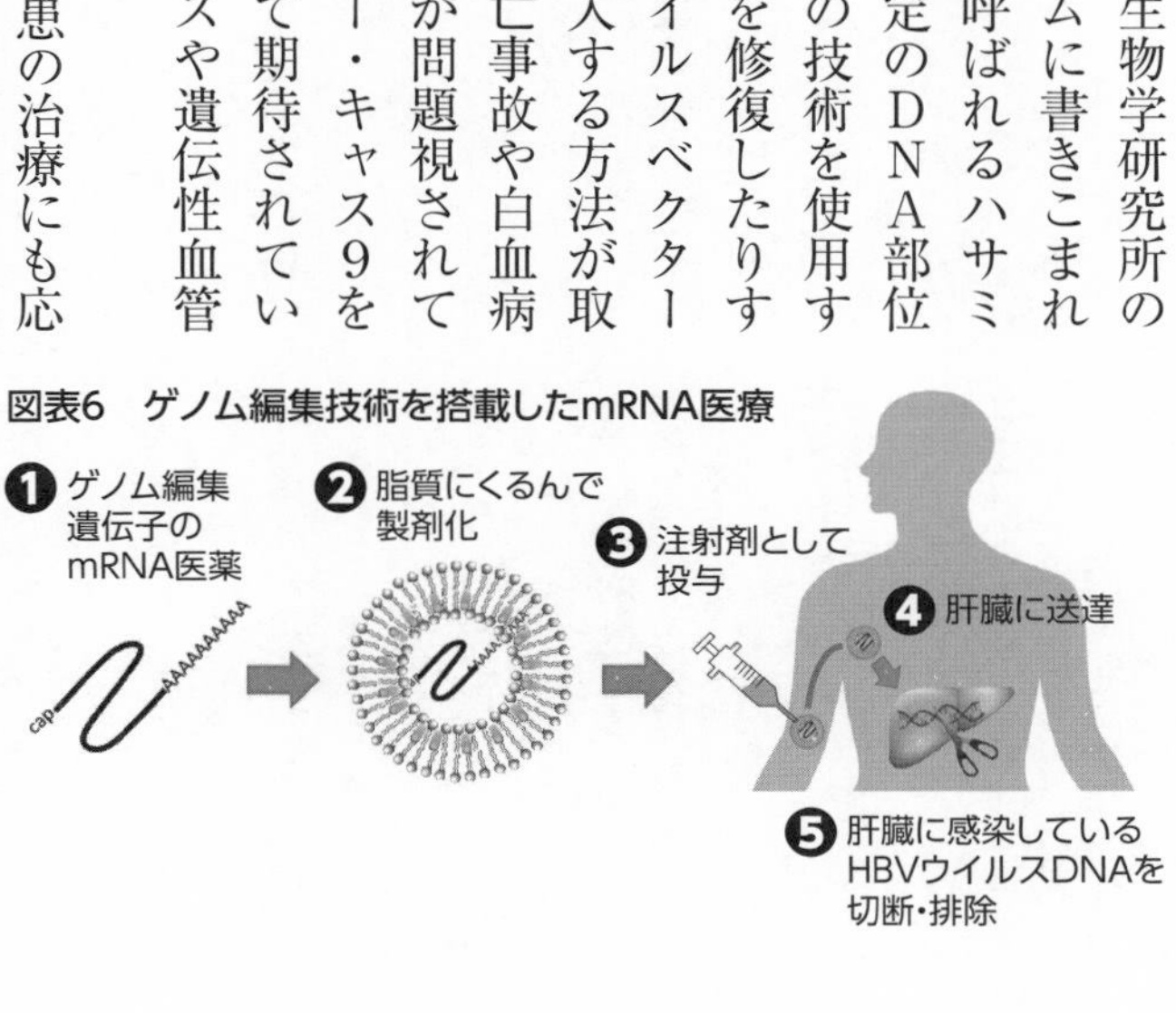

※12 **発現**
遺伝子が持っている遺伝情報が、さまざまな生体機能を持つタンパク質の合成を通じて具体的に現れること。

薬の生体内運命

薬学研究科薬物動態制御学　教授　湯浅 博昭

薬を飲んだ時、その薬はどのような運命をたどるのか——体内でどのようなことが起こり、薬の効き目（薬効）が現れるようになるのか、その仕組みをご説明します。

薬効の土台となる薬の体内レベル

薬効を得るには、体内に薬があることが前提です。そのため、薬の体内レベル[※1]は、薬効の土台として重要な意味を持ちます。さらに、その体内レベルは薬の生体内運命に関わる4つのプロセス（吸収、分布、代謝[※2]、排泄《はいせつ》）により決定づけられます（図表1）。これらのプロセスを理解することは、最適な用法・用量を設定して適切に薬を使ううえで重要です。

経口薬（飲み薬）の場合、小腸での吸収（第1のプロセス）によって血液に入ります。そして、血管系[※3]を介して全身に行きわたります。これが分布（第2のプ

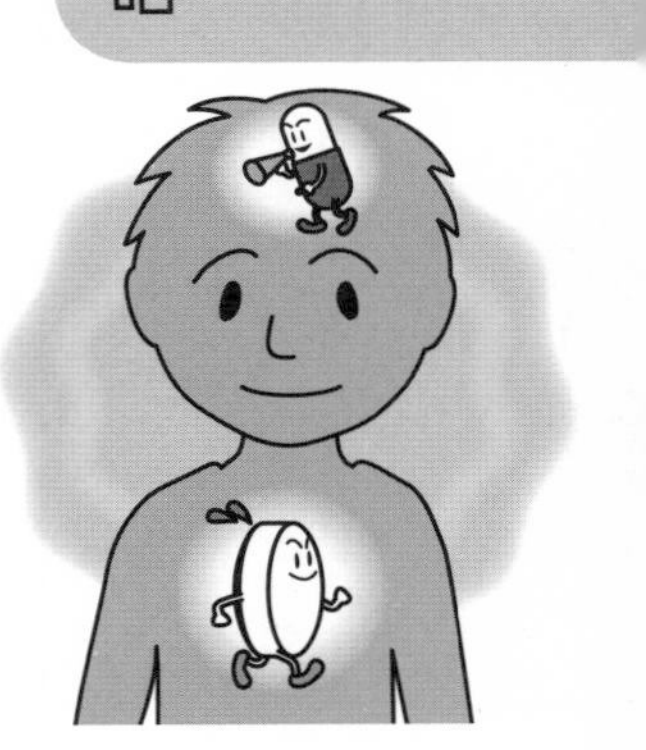

※1　薬の体内レベル
体内全体あるいは諸臓器内の薬の量や濃度。

※2　代謝
生体内で行われる化学反応の総称。

※3　血管系
せきつい動物で、心臓から拍出される血液の循環路となる管系。リンパ管系とともに循環系を構成する。

ロセス）です。このように薬が作用部位となる臓器に到達することによって薬効が得られます。作用部位で強い作用を生じる物質であっても、そこに到達できなければ作用できず、効果は得られないので、薬として使えません。たとえば、小腸から吸収されない物質は作用部位に到達できないので、経口薬としては使えず、注射薬としては使えますが、利便性の面で不利となります。このように薬の作用部位への到達性は、薬効を得るうえで重要です。

一方で、薬が作用部位に留まり続けることはありません。薬は、体内に留まり続けずに消失していく運命にあります。この消失は、肝臓での代謝と腎臓での排泄により起こります。これらが、第3と第4のプロセスです。薬の消失にともない、その作用・薬効も消失します。薬効を得続けるには、適切な体内レベルを維持することが必要なので、用法・用量を設定して薬の投与をくり返すのです。

肝臓と腎臓が働く薬の消失プロセスは、薬効の持続性に関わる面で特に重要です。体外から入った異物や体内で生成した不要物質には、生体に不都合な作用を持つものがあります。肝臓は、そのような危険性のある異物や不要物質の解毒処理を担う臓器です。疾患治療に使える作用を持つ物質を薬として利用しますが、薬も体外から入った異物としての性格を持つため、処理される運命にあります。

肝臓では、代謝酵素が働く生化学反応によって薬は作用を持たない物

図表1　薬の生体内運命

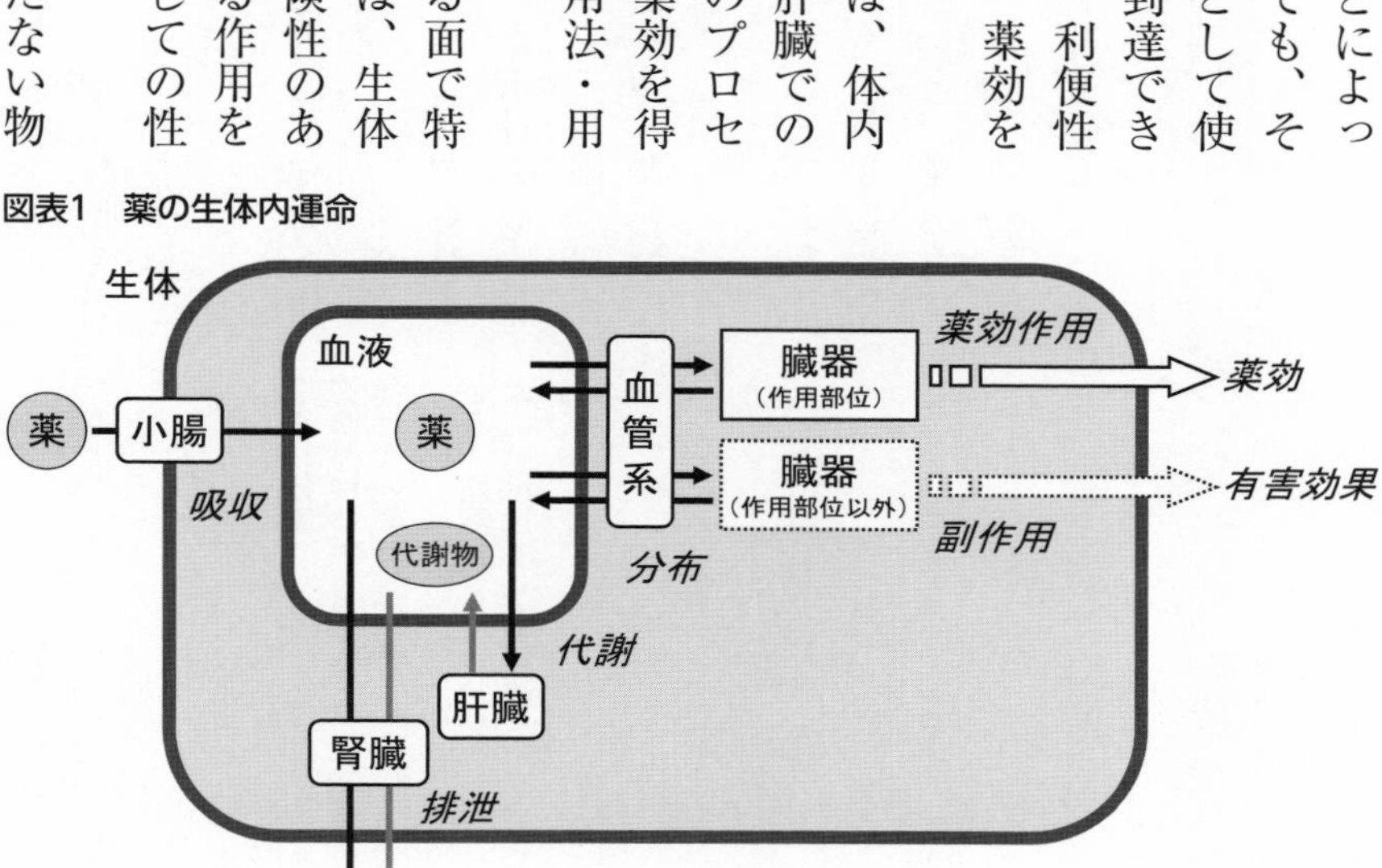

質に変えられます。しかし、この代謝のみでは、解毒処理として万全ではありません。生成した代謝物に作用が残っている場合がありますし、新たな副作用や毒性を持つこともあります。最終的には、体外に除去する必要があり、その役割を担うのが腎臓です。

腎臓では、ろ過と分泌[※4]というメカニズムにより、代謝物が尿を介して体外へ排泄されます。脂溶性[※5]が高い薬は体内に留まりやすいのですが、代謝には、脂溶性が高いものを水溶性が高い代謝物に変える前処理的な役割もあります。水溶性が高められた代謝物は、腎臓から体外に排泄されやすくなります。水溶性の高い薬は、肝臓での代謝を経ることなく腎臓から排泄されます。腎臓からの排泄のほかに、肝臓からの胆汁《たんじゅう》による消化管内への排泄を経て、排便により体外へ排泄される場合もあります。

薬の種々の臓器への分布性にも注意を払う必要があります。薬は、薬効に関わる作用部位以外の臓器にも分布します。そのような分布臓器で、有害効果につながる副作用を生じる場合もあります。副作用による有害効果が強いと、薬としては使いにくくなります。一般に、薬にいくらかの副作用はつきもので、薬効作用とのバランスが問題となります。実用化されている薬は、薬効作用が優位で、そのバランスの問題をクリアできているものです。

※4 分泌
細胞が細胞内で合成された物質または代謝物を排出すること。

※5 脂溶性
水に溶けにくく油に溶けやすい性質。

薬の体内レベルをふまえた用法・用量の設定の原理

用法・用量の設定に当たっては、それぞれの薬について、体内レベルの推移の特徴を把握することが不可欠です。合わせて、薬効が得られる体内レベルを把握することが必要です。体内レベルの把握には、血中濃度が指標値として用いられます（図表2）。薬の作用に直接的に関わるのは作用部位となる臓器内の濃度で、血中濃度と同じとは限りませんが、連動して変化しています。そこで、簡単には測定できない臓器内濃度の代わりに、採血して測定できる血中濃度を指標値として利用し、薬効が得られる血中濃度の範囲（有効濃度域）を確認しておきます。血中濃度が高過ぎると、副作用や毒性が生じる場合があり、それが有効濃度域の上限の制限要因となります。下限は、単純に、薬効が得られる最低限の水準です。

経口薬の投与（服用）では、薬の吸収が進むと、血中濃度が上昇しますが、消化管内の薬の量は減ります。そのため、吸収はゆるやかになり、血中濃度の上昇も徐々にゆるやかになります。また、血中濃度の上昇に応じて代謝・排泄による消失が進むので、それも血中濃度の上昇をゆるやかにする要因となります。薬の全量が吸収されてしまうと、血中濃度が上昇する余地はなくなり、代謝・排泄により消失するのみとなるので、血中濃度はピーク値を経て低下して

図表2　薬の血中濃度に基づく用法・用量の設定

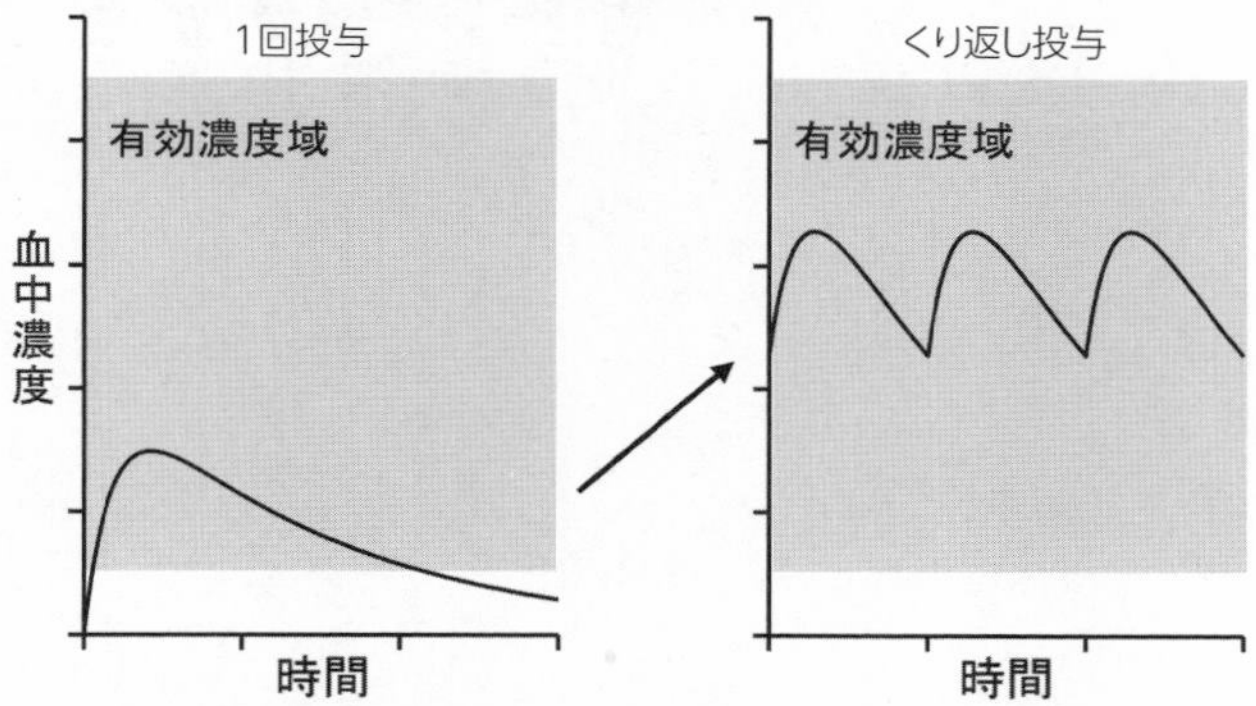

経口薬の投与（服用）で想定される血中濃度推移パターン

いきます。また、血中濃度には、薬の臓器への移行度（分布性）も大きく影響します。

1回のみの投与を行うなら、必要な時間範囲にわたって有効濃度域内の血中濃度を確保できるように用量を設定します。通常の疾患治療で行われるくり返し投与では、有効濃度域の下限を下回らないように、所定の間隔で、所定の量の薬の投与をくり返します。薬が体内に残っている状態で投与をくり返すので、投与にともなうピーク濃度も、1回投与の場合よりも高くなります。この時の血中濃度推移は、一定水準でのくり返しパターンとなります。原理的には、常時血中濃度に応じた消失が起こっているので、次の投与までの間の消失量が投与された量（体内への導入量）と等しい血中濃度水準であると、導入量と消失量のバランスが取れ、差し引きゼロとなります。そのため、一定水準での血中濃度推移パターンが維持されます。くり返し投与での血中濃度推移は、数理モデルを使って1回投与での濃度推移の特徴から予測可能で、そのモデル予測を基に、最適な用法・用量を設定できます。

肝臓や腎臓の疾患では、薬を消失させる機能が低下するため、体内レベルの上昇が問題となりがちです。副作用の発生などにつながる危険性があるので、状況に応じて用量を減らすことが必要です。そうした疾患に限らず、個人差をふくめた諸要因を考慮した用法・用量の調節が必要な場合もあります。

薬の用法・用量の設定の実際

降圧薬として使われるニフェジピンとアムロジピンの例を紹介します（図表3）。ジヒドロピリジン系カルシウム拮抗薬というグループに分類される同種同効薬[※6]ですが、1回投与での血中濃度推移の特徴は大きく異なります。特にピーク濃度以後の低下（消失）の速さのちがいが目立ちます。一般に、どの時点を基準にしても、血中濃度が半分に低下するまでに要する時間はほぼ一定となり、生物学的半減期と呼ばれます。この半減期は、消失の速さの指標として使われますが、ニフェジピンで2時間程度、アムロジピンで30時間程度です。アムロジピンでは15倍程度の時間を要し、圧倒的に消失が遅くなっています。この消失の速さが、用法・用量の設定に関わる要因として大きな意味を持ちます。

くり返し投与では、消失が遅いと血中濃度の持続性が強くなり、薬効も連動して持続するので、投与の間隔を長くできます。これにより、1日当たりの投与回

※6　同種同効薬　製造元や品名は異なるが、成分や効能・効果がまったく同じか、極めて似ている医薬品のこと。ここでは、効能・効果が同じである2種の類似成分の比較。

図表3　薬の用法・用量の設定例

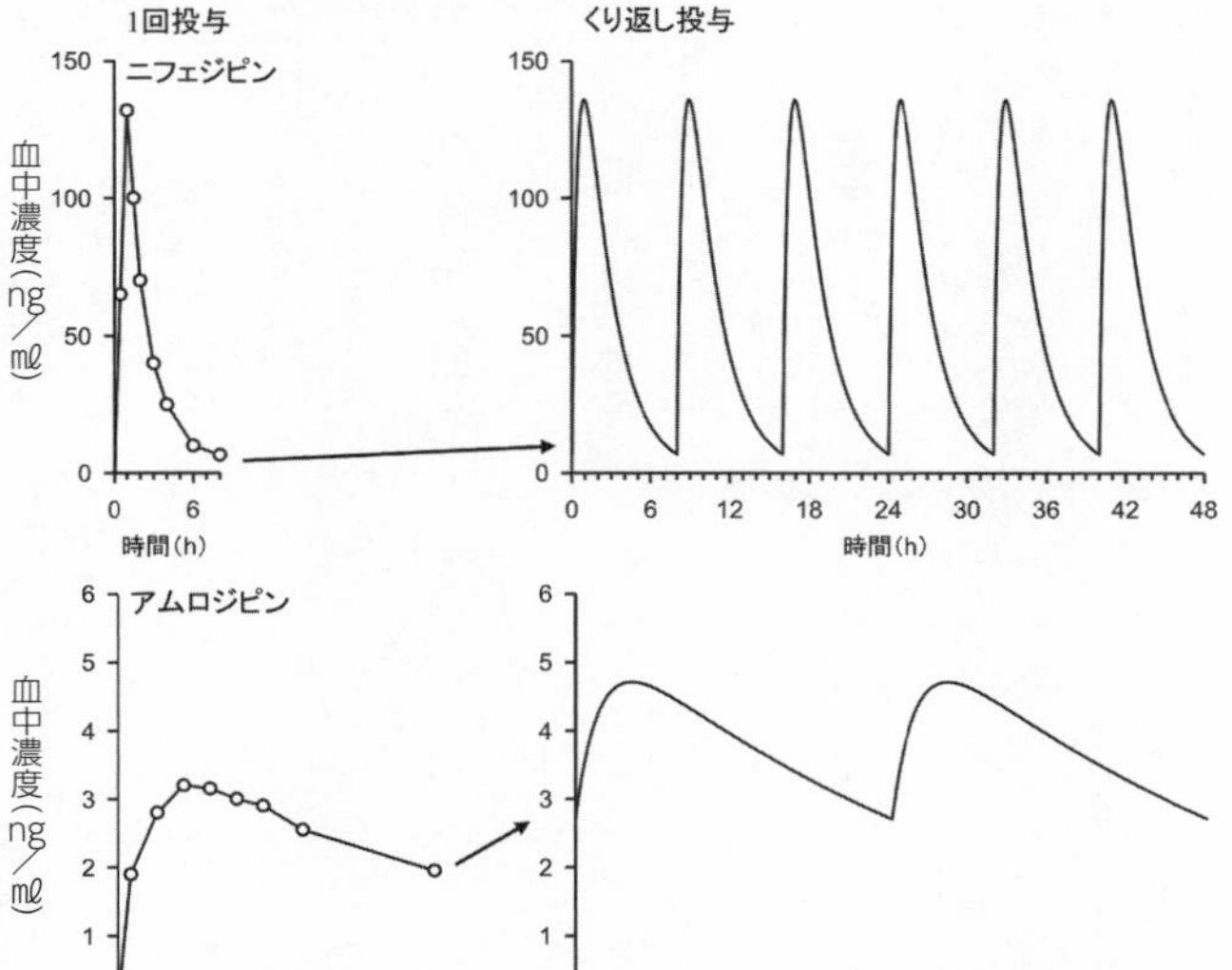

ニフェジピン（アダラート®カプセル、10mg）、アムロジピン（ノルバスク®錠、5mg）の1回投与での血中濃度推移データと、くり返し投与で予測される血中濃度推移（共に経口服用）。ニフェジピンは1日3回の用法（平均8時間間隔として予測、実際は日中に6時間程度の間隔で服用）、アムロジピンは1日1回（24時間間隔）の用法

（1回投与データ：アダラート®カプセル、ノルバスク®錠のインタビューフォームから引用）

数を減らせ、利便性を上げられます。また、投与頻度が減ることにより、治療期間全体での総用量を減らせるという効果もあります。実際に、ニフェジピンは1日3回（平均8時間間隔）の用法ですが、アムロジピンは1日1回（24時間間隔）の用法で、消失の遅いアムロジピンの投与間隔が長くなっています。一方で、半減期に対する比に着目すると、ニフェジピン（4倍）よりもアムロジピン（0・8倍）の方が相対的な投与間隔が短いという見方ができます。この特徴により、アムロジピンの方で、1回投与の場合に比べて血中濃度を全体的に大きく上昇させるとともに、血中濃度推移パターンの上下変動を相対的に小さくできています。さらに、これにより血中濃度に連動する薬効の変動も小さくなり、安定度が高くなります。このように、消失が遅い薬には、血中濃度・薬効の安定度を高める用法を設定しやすいという利点もあります。ニフェジピンの場合も、アムロジピンの場合のように、投与間隔を半減期に近い2時間程度に短縮すれば、同様に血中濃度を上昇させて、上下変動を相対的におさえた濃度推移パターンにすることができます。しかし、2時間程度の間隔での投与は、頻回※7過ぎて、実用には適しません。

ここでは、服用後に速やかに薬効成分が溶出するタイプの製剤（即放剤）を取り上げましたが、ニフェジピンについては、溶出速度を遅くコントロールしたタイプの製剤（徐放剤）も開発されています。徐放剤は、吸収が持続し、それにより血中濃度・薬効

※7 頻回
回数が多いこと。

図表4　薬の飲み忘れの影響

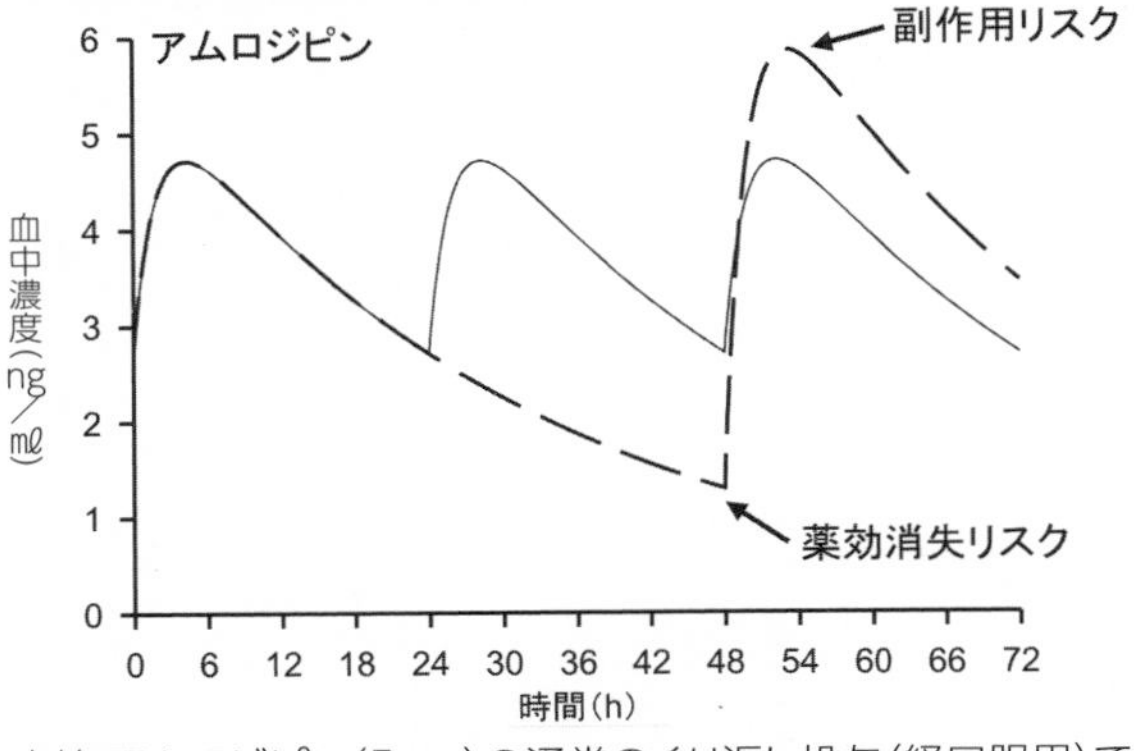

実線:アムロジピン（5mg）の通常のくり返し投与（経口服用）で想定される血中濃度推移
破線:24時間での服用を忘れた後、次の時点（48時間）で2回分をまとめて服用した場合に予測される血中濃度推移

が持続するように工夫したものです。ニフェジピンでは、現在は、1日2回または1回の用法の徐放剤が主流となっています。

薬を飲み忘れた時は

最後に、実際にあるトラブル例として、薬の飲み忘れを取り上げます。薬を飲み忘れた場合、次の時点で2回分をまとめて飲むのはよくないとされています。アムロジピンについて予測される血中濃度推移を見ますと（図表4）、2回分をまとめて飲む前の時点での過度の血中濃度低下による薬効消失と、飲んだ後の時点での過度の血中濃度上昇による副作用の、2重のリスクがあることがわかります。

対処法（図表5）としては、体内レベルを基準に考えると、飲み忘れに気づいた時点で直ちに1回分を飲むことをおすすめします。次の服用時点までの中間点の前であれば、比較的通常に近い濃度推移となるので、次の時点では通常通りに1回分を飲みます。中間点の後でしたら、次の時点で通常通りに1回分を飲むと、2回分をまとめて飲んだ場合の濃度推移に近づき、リスクをともなう可能性が高まるので、それを避けるために次の時点で飲むのは省略しましょう。

ただし、薬の効果の特徴など、それぞれの薬に特有の事情もあります。最適な対応のためには、薬の専門家である薬剤師の指示・助言が欠かせません。飲み忘れへの対処に限らず、薬の生体内運命への理解を深めたうえで、薬剤師の指示・助言に沿って適切に薬を使うことが大事です。

図表5　薬を飲み忘れた時の対処法

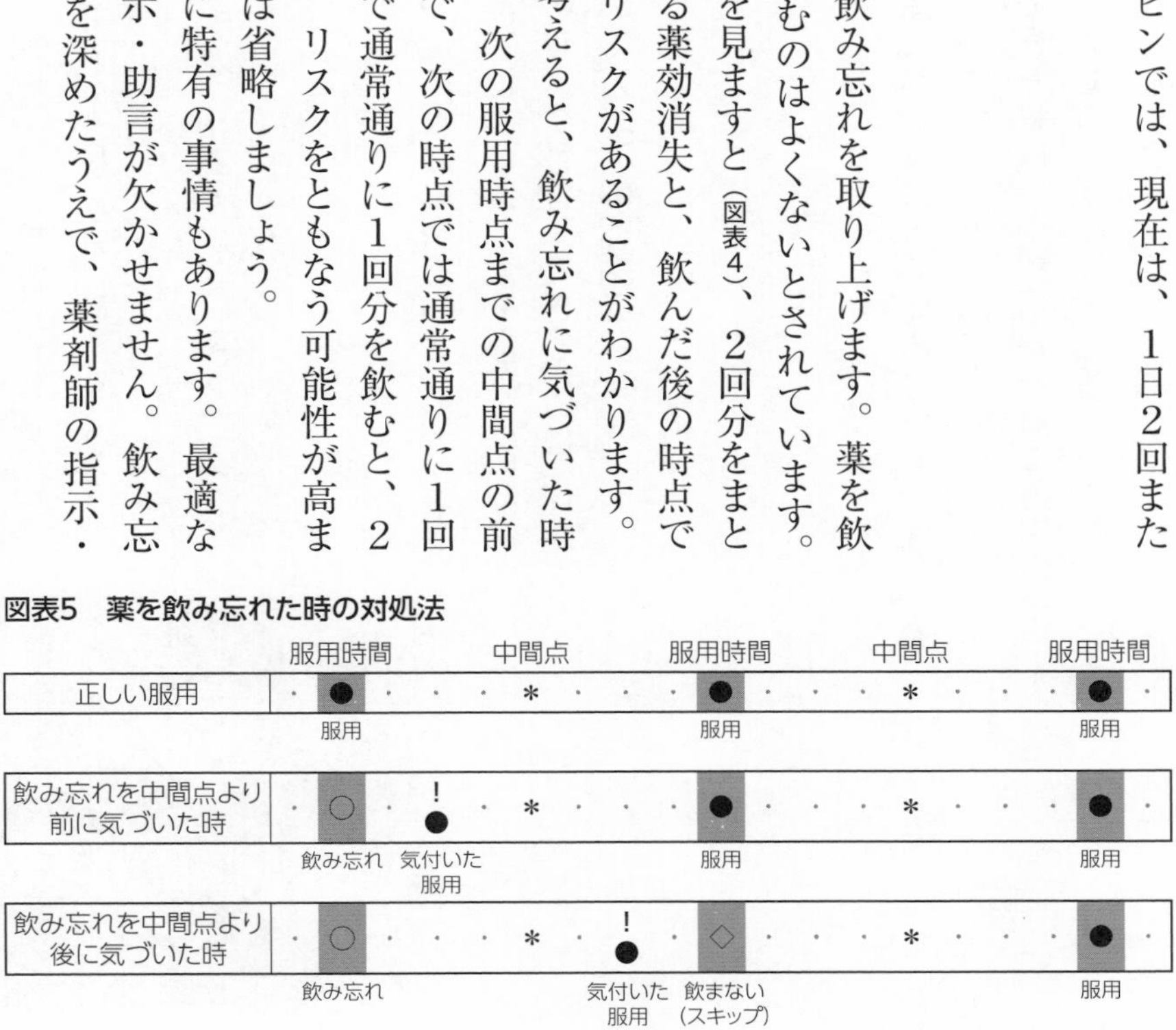

薬のリスク ～医薬品による副作用のリスク管理

薬学研究科医薬品安全性評価学　教授
頭金　正博

普段服用している薬の副作用について気になったことはないでしょうか。程度や頻度などはそれぞれ異なりますが、すべての薬には多少なりとも副作用のリスクがあります。薬とうまくつきあっていくためのリスク管理（できるだけ副作用の発症をおさえ、発症しても症状を軽くするための方策）のお話をします。

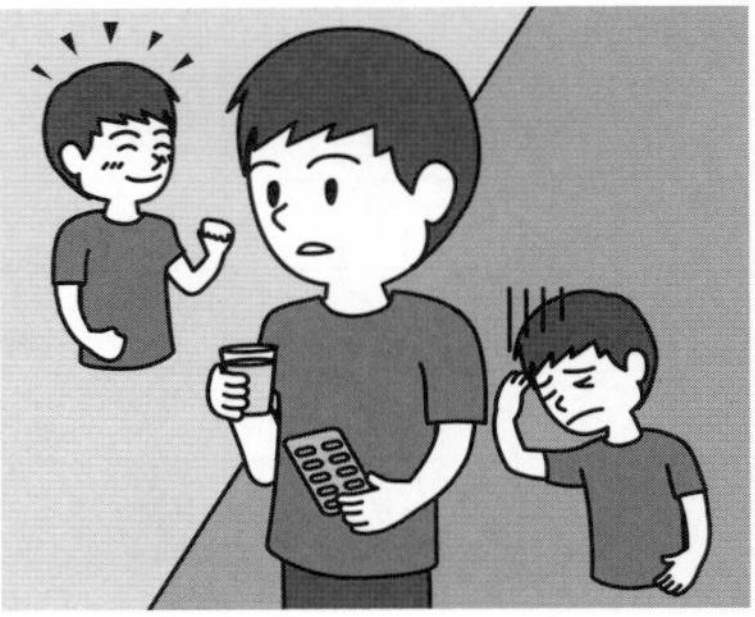

医薬品の副作用とは

医薬品の副作用とは、医薬品を服用した際に生じる好ましくない（期待していない）身体上の反応のことをいいますが、副作用についてのとらえ方は、その医薬品の使われる目的（効能・効果）によって異なります。たとえば抗がん剤のような場合は、一般的に患者さんが耐えることができる程度の副作用が出ることを前提にして使用されます。一方、生活習慣病の治療薬のような日常生活の中での服用が前提の医薬品は、できるだけ副作用が発症しないように投与されます。また、医薬品の副作用は、学術的には「有害反応」や「有害事象」という言葉が使われ、この2つの言葉は厳密にちがう意味を持っています（図表1）。「有害反応」は、医薬品の服用と健康障害との間に科学的因果関係が証明されている場合に使用されます。一方、「有害事象」は科学的な因果関係ははっきりしないけれど、医薬品を服用している際に生じた健康障害のことを指します。たとえば、ある薬を服用した後に、交通事故を起こしてけがをしてしまった場合、医薬品にねむ気を生じさせるような作用や目がまぶしくてよく見えなくなる作用がある場合は「有害反応」、一方、医薬品に交通事故につながるような作用を生じる可能性がなければ「有害事象」です。

なお、この章で用いる「副作用」は、「有害反応」の意味で使用しています。

図表1　副作用の分類

有害反応	医薬品服用と健康障害との間に科学的因果関係が証明されている
有害事象	医薬品服用と健康障害との間の科学的因果関係は不明

なぜ副作用が起こるのか

副作用が生じる理由が科学的に明らかにされている医薬品もありますが、なぜ副作用が発症するのか理由がよくわからない医薬品も多くあります。また、なぜ特定（一部）の患者さんだけに副作用が起こるのか、よくわからない医薬品も多いのが現状です。医薬品の副作用が生じる理由がはっきりしている例としては、過剰投与（指示された用法・用量を超えて服用する）によって起こる副作用があります。たとえば、2型糖尿病治療薬のスルフォニルウレア剤は、過剰投与すると低血糖を発症し、立ちくらみなどの副作用を発症します。このタイプの副作用は、過剰投与されたほとんどの患者さんに生じるのが特徴です。また、医薬品どうしの飲み合わせ（併用）や、一部の食品（たとえばグレープフルーツジュース）と医薬品との併用（食べ合わせ）で副作用が発症する例もあります。

　私たちが服用した医薬品は身体に吸収されたり、目的の臓器（病気を起こしている臓器）に運ばれたりする際に、トランスポーター※1という生理機能が働きます。また私たちの身体は、吸収された医薬品が役割を終えた後に体外に排泄されやすくするために形を変える機能（代謝機能）を持っているので、トランスポーターや代謝機能の場で医薬品どうしや一部の食品と医薬品が競合してしまい、結果的に副作用を起こすことが知られています。

　一方、なぜ生じるのかよくわからない副作用としては、抗てんかん薬などを服用している患者さんでごくまれに見られる、スティーヴンス・ジョンソン症候群や中毒性表皮壊死《えし》融解《ゆうかい》症という副作用があります。この副作用には「高熱（38℃以上）」、「目の充血」、「くちびるのただれ」、「のどの痛み」、「皮ふの広い範囲が赤くなる」などの症状があり、その発症頻度は極めて低いことが知られています。原因についてはよくわかっていませんが、医薬品側の特徴と服用した患者さんの遺伝的な特徴の、両方が関係していると考えられています。このタイプの副作用の特徴は、ごくまれにしか発症しない（多くの抗てんかん薬服用患者さんには発症しない）ことや、指示された用法・用量でも発症すること、医薬品の本来の効能・効果（てんかんの発作をおさえる作用）とは無関係に発症することなどがあげられます。

※1　トランスポーター
細胞膜内外に物質の輸送をするタンパク質の総称で、物質を通過させる装置。輸送体、輸送タンパク質とも呼ばれる。

主な副作用

医薬品による副作用はさまざまな種類があり、すべてをここで紹介することはできませんが、代表的な副作用をいくつか紹介したいと思います。そのほかの副作用については、※2医薬品医療機器総合機構（ＰＭＤＡ）のホームページから、症状や起こしやすい医薬品についての情報を入手できます。

【薬剤性血液障害】

血液系への代表的な副作用として、無顆粒球《かりゅうきゅう》症があります。この副作用では医薬品の投与によって、白血球の1つである好中球（顆粒球）が著しく減少します。自覚症状はほとんどなく、血液検査で顆粒球数を測定して見つかることが多く、重度の感染症にかかりやすくなります。※3甲状腺《こうじょうせん》機能亢進《こうしん》症の治療に用いるチアマゾールやプロピルチオウラシル、血栓を予防するために用いられるチクロピジン、潰瘍性大腸炎などの治療に用いられるスルファサラゾピリジンなどが、副作用を起こしやすい医薬品とされています。

【薬剤性肝障害】

医薬品の服用によって、肝臓の機能が低下する場合があります。アセトアミノフェンのように、大量に服用した時に薬剤性肝障害を引き起こすことが明らかに

※2　重篤副作用疾患別対応マニュアル（患者・一般の方向け）　独立行政法人 医薬品医療機器総合機構（https://www.pmda.go.jp/safety/info-services/drugs/adr-info/manuals-for-public/0001.html）参照。

※3　**甲状腺機能亢進症**
血中に甲状腺ホルモンが過剰に分泌され、全身の代謝が高まってしまう病気。別名バセドウ病、グレーブス病。

なっている医薬品もありますが、服用量に関係なく発症する場合もあります。症状としては、全身症状としての倦怠《けんたい》感、発熱、黄疸《おうだん》などがあり、皮ふ症状としては発疹、じんましん、かゆみなどがあげられます。薬剤性肝障害は医薬品だけでなく健康食品によっても発生したとの報告があり、注意が必要です。

【薬剤性呼吸器障害】

呼吸器への重い副作用として、間質性肺炎があります。間質性肺炎は、肺への酸素が取りこみにくくなる病気で、医薬品の投与で起こる場合もあります。原因となる医薬品としては、抗がん剤や抗不整脈薬、抗リウマチ薬、漢方薬などで、そのほかにも多くの医薬品で起こるとされています。症状としては、空せき、発熱、階段を登ったりすると息苦しくなるなどがあげられます。

【薬剤性神経障害】

神経系の重い副作用として、末梢《まっしょう》神経障害があります。末梢神経は、脳やせきずいから出て手足の筋肉や皮ふなどに分布し、運動や感覚を伝える働きをしますが、医薬品の服用によってこれらの機能に障害が生じ、手足がピリピリとしびれる・痛む、手足の感覚がなくなる、手足に力が入らないなどの症状が出ます。原因となる医薬品としては、高脂血症治療薬や抗悪性腫瘍《しゅよう》薬、抗ウイルス薬、抗結核薬などが知られています。

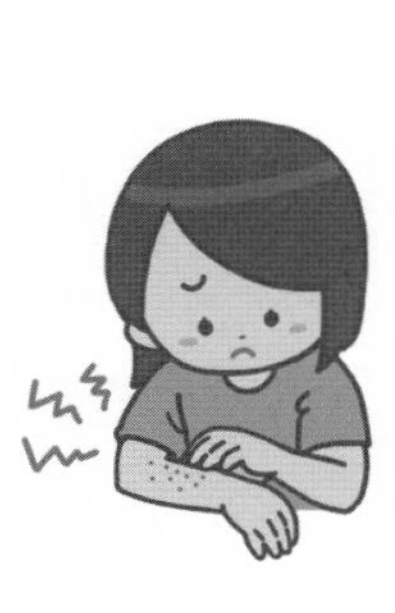

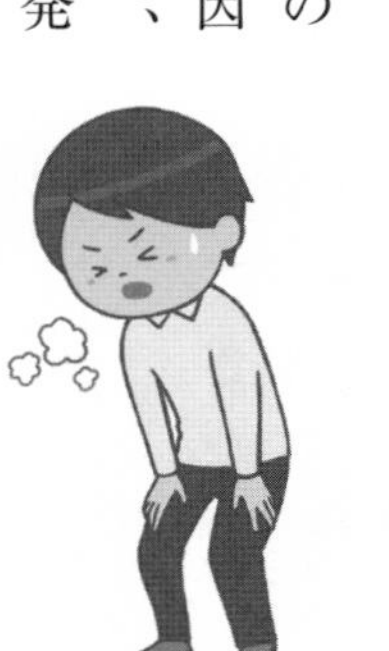

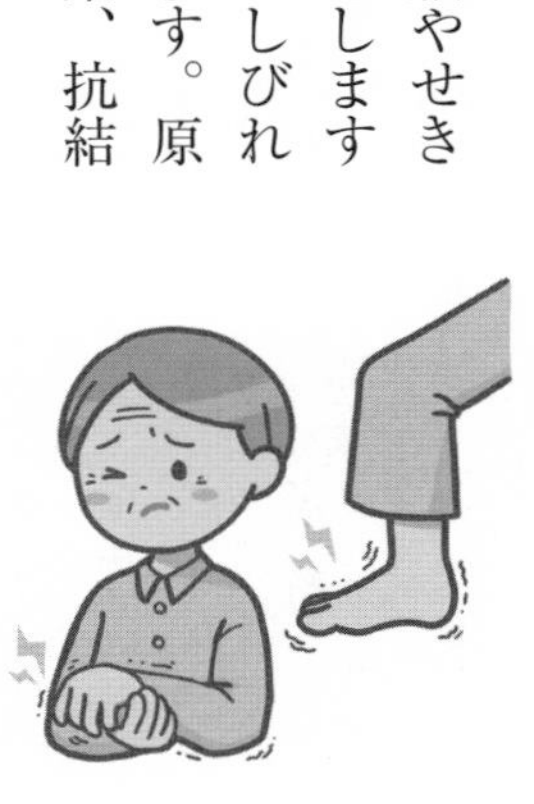

副作用のリスクをできるだけ小さくするためには

はじめに述べたように、すべての薬には多少なりとも副作用のリスクはありますが、副作用の発症をできるだけおさえ、もし発症してもできるだけ軽くするための方策をとることは可能です。

まず、指示された用法・用量をきちんと守って服用することが大切です。たとえば先に挙げた2型糖尿病治療薬のスルフォニルウレア剤では、朝の服用を忘れた場合、夜の服用時に2回分の用量を一度に飲むと過剰投与になり、低血糖を起こすリスクが高まります。また、医薬品どうしの飲み合わせで起こる副作用について は、薬剤師は調剤の際に副作用を起こす可能性のある医薬品が併用されていないか処方せんをチェックしています。もし、あなたが複数の薬局で薬を受け取っている場合は、薬剤師に「おくすり手帳」を提示してください。おくすり手帳を提示することで、ほかの薬局で調剤された医薬品をふくめて、副作用を起こす可能性のある医薬品の組み合わせがないかをチェックできます。また、食品と医薬品との食べ合わせで副作用が起こるような場合については、あらかじめ薬剤師から注意があります。グレープフルーツジュースの例を紹介しましたように、一般的に飲み薬（錠剤やカプセル剤など）は水あるいは白湯で服用してください。

副作用を発症した場合でも症状をできるだけ軽くするためには、早く副作用の症状が出ていることに気がつく必要があります。薬を服用した後にいつもと身体の様子がちがう時などは、医師や薬剤師にできるだけ早く相談してください。副作用の症状としては、服用したお薬の効能・効果とは異なる場合もあるので、ご自分の健康状態を観察する際はこの点にも注意してください。また、薬剤師から薬を受け取る際に、身体の状態をたずねられることがあると思います。たとえば高脂血症治療薬を服用している場合などは、尿の色について聞かれることがあります。尿の色を答えることはちょっと恥ずかしい気もしますが、これは重い副作用である※4横紋筋融解症《おうもんきんゆうかいしょう》を発症している可能性がないか確認しているのです。薬局で薬を受け取る際には、正確な服用量や服用方法とともに、服用している薬で副作用が発症した場合の症状についても薬剤師からあらかじめ情報を得ることで、副作用の発症をできるだけおさえ、もし発症しても症状をできるだけ軽くすることができます。薬局での待ち時間が長くなった場合などはお急ぎかもしれませんが、これらの情報はとても大切なので、しっかりと聞いてください。

※4 **横紋筋融解症**
薬やけがなどが原因で、筋肉の細胞がこわれてその成分が血液中に流出してしまう病気。手足のしびれやこわばり、筋肉の痛みやだるさ、尿の色が赤褐色になるといった症状が出る。

副作用が出てしまったら

医薬品の特性上、現在の科学ではどうしても一部の患者さんで副作用が発症することがあります。副作用の発症によって高額の治療費がかかったり、あるいは副作用の後遺症により生活の質が低下してしまったり、最悪の場合死にいたることがあります。不幸にしてこのような状況になった患者さんの経済的な負担を少しでも軽くすることを目的として、わが国独自の公的な「医薬品副作用被害救済制度」があります。この制度では、抗がん剤や免疫抑制剤など一部の医薬品は対象外ですが、医薬品を適正に使用したにもかかわらず、副作用により入院治療が必要になるほど重い健康被害が生じた場合に、医療費や年金などの給付が受けられます。重い副作用を発症した場合は、この制度について医師や薬剤師に相談してください。※5 ＰＭＤＡのホームページからも、概要について知ることができます。

※5　医薬品副作用被害救済制度：独立行政法人 医薬品医療機器総合機構（https://www.pmda.go.jp/kenkouhigai_camp/index.html）参照。

お薬いろいろ ～百薬百話[※1]

薬学研究科薬物送達学　准教授　田上　辰秋
薬学研究科薬物送達学　教授　尾関　哲也

私たちのまわりにはたくさんの薬があります。家に常備しているものから病院や薬局にある特殊なものまで、その形状や使い方はさまざまです。薬学部の製剤学の授業では、錠剤やカプセル、座薬、軟膏などさまざまな薬の「かたち」について学びます。数多くある薬の「かたち」の中から興味深いものを選び、授業で普段話している薬に関するミニ話を百薬百話としてご紹介します。

飲み薬、患者に合わせて「七変化」

お年寄りや子どもは、ものを飲みこむ機能が低く、錠剤を飲みこむことが苦手な方が多くいます。日本では、このような方たちがうまく飲みこめるように工夫されている薬がたくさんあります。よく普及しているものとして、口腔内崩壊錠《こうこうないほうかいじょう》と呼ばれる、口にふくむとすぐに崩《くず》れるタイプの錠剤があります。口腔内崩壊錠は「ＯＤ錠」と呼ばれていて、錠剤の表面に「ＯＤ」と印刷されているものもあ

※1　百薬百話
「くすりのミニ情報」として西日本新聞で2012～17年に連載されたコラムのタイトルにならい、薬にまつわるさまざまなお話の意味をこめて、副題として引用した。

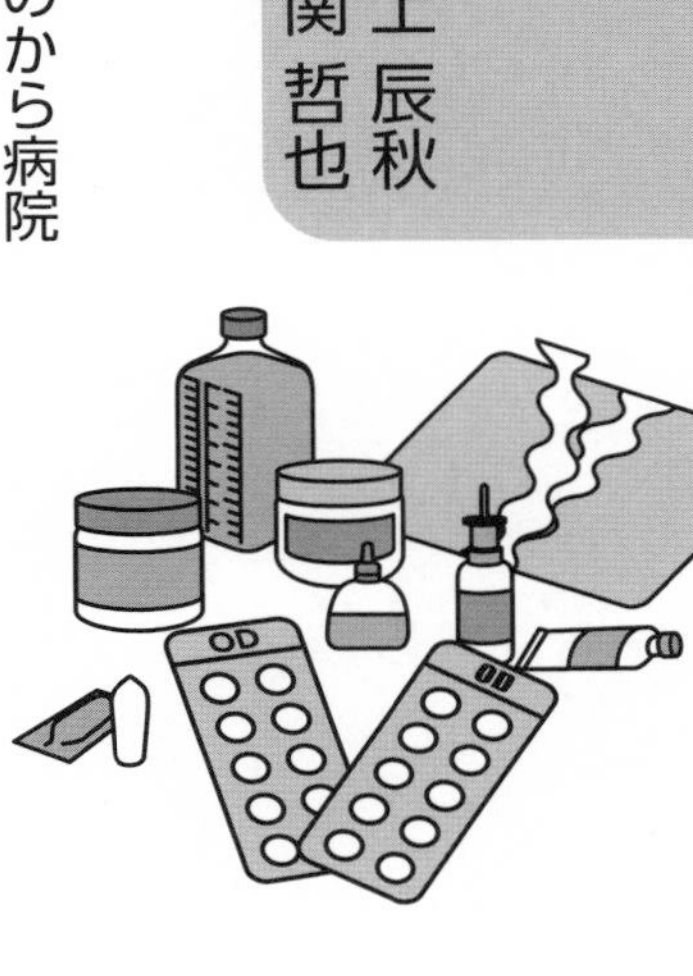

ります。製薬会社によって異なりますが、早いと数秒、遅くともだいたい30秒以内で崩れるように作られています。唾液と舌の少しの動きだけで簡単に崩れるため、水なしでも飲みこめます。

ＯＤ錠は普通の錠剤よりもただ崩れやすいだけではありません。口の中で薬が崩れるということは、苦味を持つ有効成分が口の中に出やすくなります。このため、有効成分を小さなカプセルに封じこめたり、香料を混ぜて苦味を感じないようにしたりする工夫がされています（図表1）。また口の中ですぐに崩れても、体内では普通の錠剤と同じく有効成分が吸収されるように気をつけて作られています。このようにＯＤ錠は、通常の錠剤よりも高度な技術が用いられています。ＯＤ錠の姉妹品として、舌にのせると唾液ですぐ崩れる「ＯＤフィルム」があります。

そのほかの飲み薬には、ガリガリかんで食べるタイプのチュアブル錠や、ドライシロップといって少量の水に溶かしシロップにして飲むものがあります。これらは子ども用のものが多いです。みなさんご存じの栄養ドリンクも、「ドリンク剤」として普及しています。

さらに変わった薬としては、ゼリーの薬もあります。「アリセプト内服ゼリー」は、アルツハイマー病の患者さん用のゼリー剤です※2（図表2）。この薬の有効成分は実は苦いのですが、ゼリーの主な成分であるカラギーナンが有効成分の苦味を効果的にマスクしており、食べる感覚で体内に取りこむことができます。また、ド

図表1　口腔内崩壊錠のしくみ

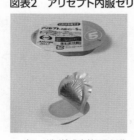

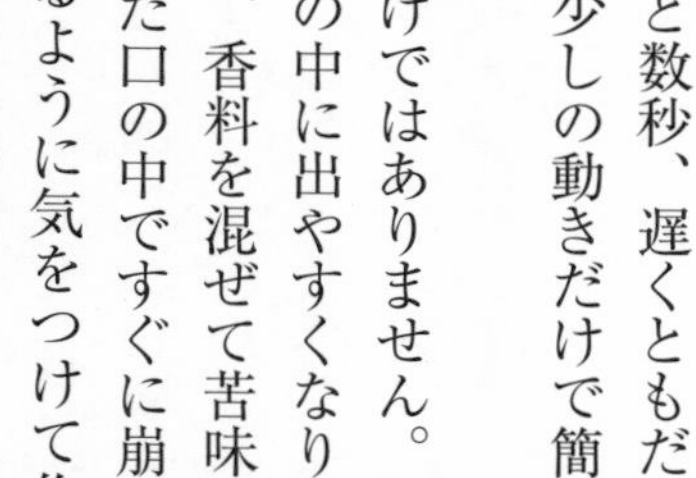

錠剤の中には微粒子がふくまれている

図表2　アリセプト内服ゼリー

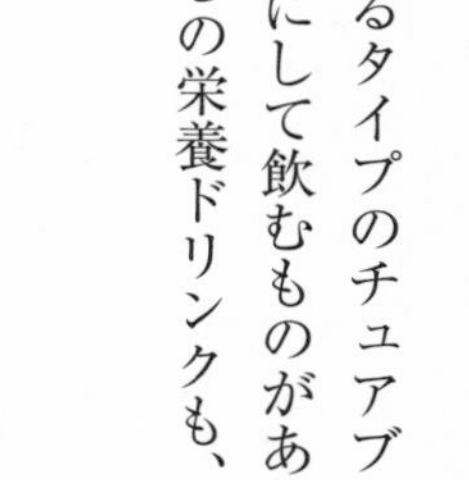

（エーザイ株式会社HPより）

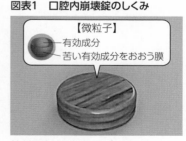

※2　カラギーナン
海藻から取れる成分。今回紹介した医薬品用途以外に、食品添加物としてさまざまな食品に使用されている。

ラッグストアや薬局などで服薬補助ゼリーというゼリーが販売されています。この商品は薬を飲みこむことを助けてくれますが、有効成分は入っていません。このゼリーの製造販売会社・龍角散のCMによると、水で飲むよりも服薬補助ゼリーと飲みこんだ方が、錠剤が食道を通過する時間が短いそうです。「おくすり飲めたね」という、小児から大人まで使えるいろいろな味のゼリーが同社から販売されています（図表3）。

このようにひとくくりに飲み薬といってもたくさんの種類があります。ドラッグストアでもいろんなものが売られていますので、気になる方は手に取ってみてください。

図表3　おくすり飲めたね

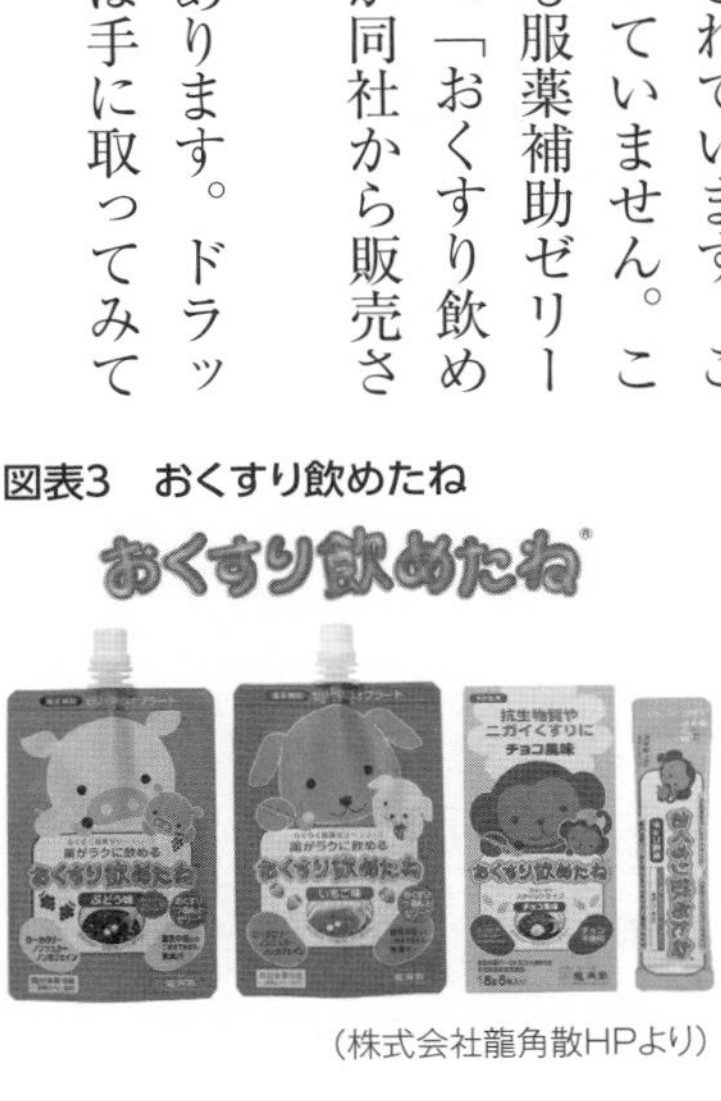

（株式会社龍角散HPより）

皮ふに関する薬にもいろんなものがある

みなさんにとって皮ふの薬は、なじみのあるものが多いのではないでしょうか。たとえば、虫さされやしっしんにぬる薬や、肩や腰が痛い時にはるシート状のシップ薬などは、ドラッグストアで買うことができます。皮ふという観点からいいますと、頭皮も皮ふです。頭につける発毛・育毛のための薬もあります。つめも皮ふの一部です。水虫に関するいろいろな薬（スプレーするタイプ・パウダー・クリーム・液状のものや、ゲルのものまで！）が販売されています。

これらの薬はすべて自分が治したいところにぬったりはったりする類のもので

すが、中には、治したいところとはちがうところにはるものもあります。たとえば「ホクナリンテープ」は、ぜんそくやかぜなどで息苦しさをやわらげるためのテープ状の薬ですが、上半身（胸・背中・うで）であればどこでもかまいません。また狭心症という心臓の病気のための、「ニトロダーム」というテープ状の薬も同様で、必ずしも心臓の近くにはる必要はありません（図表4）。

これらの薬は、テープにふくまれる薬の有効成分が皮ふの下にある血管に流れこむことで全身をめぐり効果を発揮します。実は、病院で使う薬の点滴としくみは似ていますが、点滴のように痛くないというメリットがあります。また、もしテープにふくまれる有効成分によって副作用が起きてしまった場合には、テープをはがすことによって、それ以上の副作用の進行をくい止めることができます。デメリットとしては、点滴のようにたくさんの有効成分を体内に入れられないことです。

皮ふに関する話をもうひとつ。薬ではありませんが、マイクロニードルパッチというものが、美容の目的で販売されています（図表5）。マイクロニードルは、私たちの血を吸う蚊と同じくらい細い針のことです。蚊にさされていても私たちがほとんど気づかないように、針が細いのでさされてもあまり痛くありません（個人差があるといわれています）。パッチの表面には多くのマイクロニードルがついていて、その針は美容成分であるヒアルロン酸からできています。このマイクロニードルパッチですが、将来は少量のワクチンを注射する手段として有効では

図表4　ニトロダームに関する使用説明

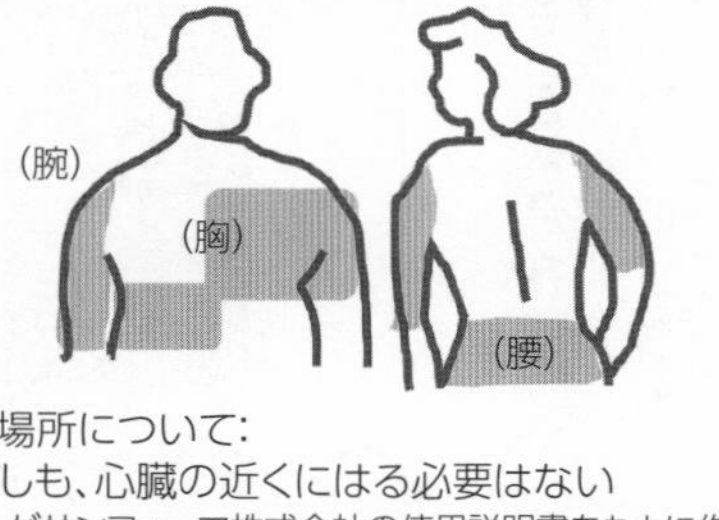

はる場所について:
必ずしも、心臓の近くにはる必要はない
（田上がサンファーマ株式会社の使用説明書をもとに作成）

図表5　マイクロニードルパッチのイメージ図

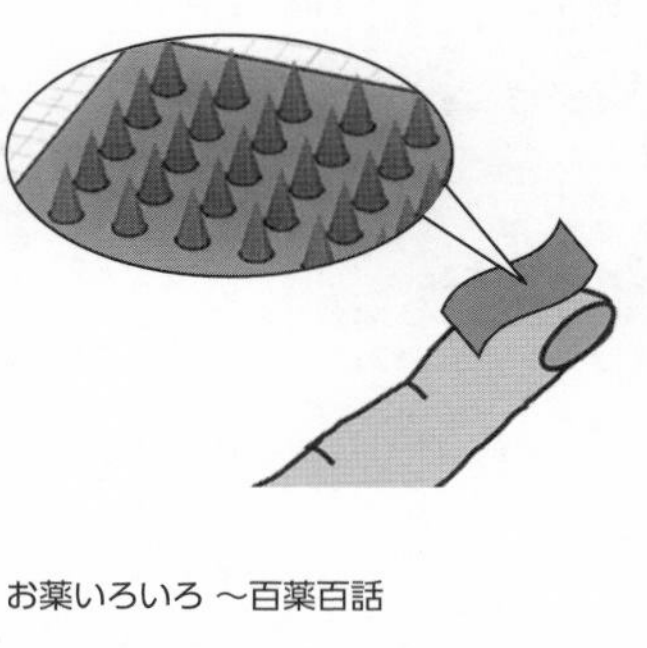

ないかと考えられ、研究が進められています。

最近増えている「〇カ月に一回」注射・点滴すればいい薬の秘密

もしよく効く薬があったとしても、毎日病院で点滴や注射をする必要があったら、仕事や学校に行っている人にとって、使うことは現実的に難しいかもしれません。最近では、1〜2カ月に一度、点滴や注射をするだけでよい薬が出ています。いったいどうすれば、そのようなことが可能になるのでしょうか。

実は、このような薬の多くは、常に一定量の有効成分が血液中をめぐるような工夫がされています。代表的なものとして、前立腺がんの注射用の薬として「リュープリン」が知られています（図表6）。この薬には、有効成分がつめられたマイクロカプセルが入っていて、体の一部に注射されると、注射されたところからマイクロカプセルが分解して有効成分が徐々に血液中に放出されます。この薬、当初はおおよそ1カ月かけて有効成分を放出するものが販売されていたのですが、最近24週に1回のもの（半年用）ができました。

マイクロカプセルの材料は、乳酸重合体（ＰＬＡ）という高分子ポリマーで、生分解性プラスチック※3の材料の1種です。生分解性プラスチックは、現在ＳＤＧｓなどでも注目されている材料で、ＰＬＡは最終的に水と二酸化炭素に分解される優秀な材料です。

図表6　リュープリンPRO注射用キット

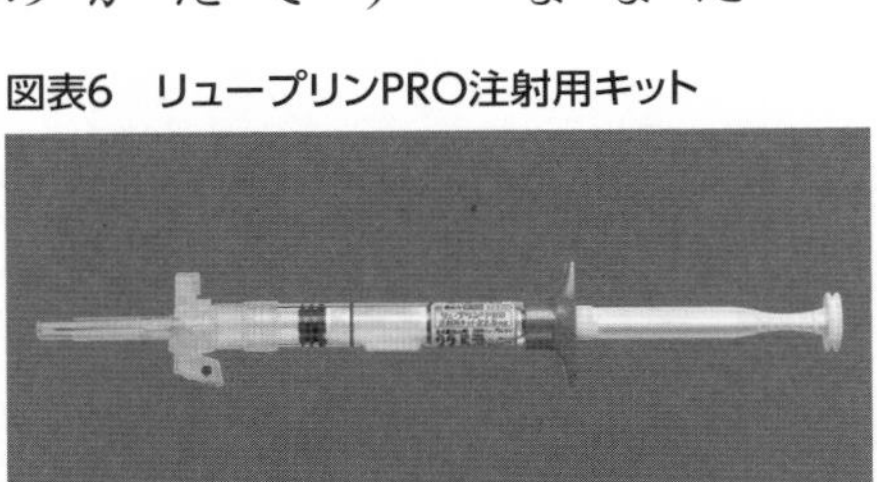

（武田薬品工業株式会社HPより）

※3 **生分解性プラスチック** 環境負荷の低いプラスチックとして最近注目されている材料。自然に分解するものや、微生物により酵素分解するものなどがある。

また詳細は省きますが、抗体医薬とよばれる薬のいくつかは、現在8週間（約2カ月）に一度、点滴・注射のために通院すればいいようになりました。この有効成分は腎臓からろ過されないほどの小ささなので、尿に出ることなく長い間体内をめぐって、効果が長く続くことに貢献しています。このような薬は何度も打たなくていいので、患者さんの負担を減らすよい薬だと思います。

「吸いこむ」タイプの薬はなぜむせない？

みなさんの中には、ぜんそくなどで吸入器具を使って薬を吸入したことがある方もいるでしょう（図表7）。吸入薬は非常に小さな粉末をごくわずかな量服用するので、むせないようになっています。では、いったいどれくらいの大きさなのでしょうか。

なんと、5マイクロメートル以下といわれていて（1マイクロメートルは1ミリメートルの千分の1の大きさ）、吸いこむとぜんそくの原因となっている肺の気管支の部分にちょうど薬が行きわたるように作られています。

吸いこむタイプの薬の中には、肺の最も奥にある肺胞《はいほう》（酸素と二酸化炭素を交換する毛細血管があるところ）に薬を行きわたらせて、その後、有効成分が血管に流れこんで全身をめぐるものもあります。このような薬は、ぜんそくの薬よりさらに小さく作られています。吸ってからすぐ効果が出ることから、糖尿病やパーキンソン病の薬が海外で誕生しています。このように、薬の大きさを変えること

図表7　吸入デバイス（ブリーズヘラー）の模式図

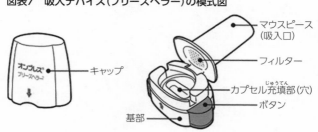

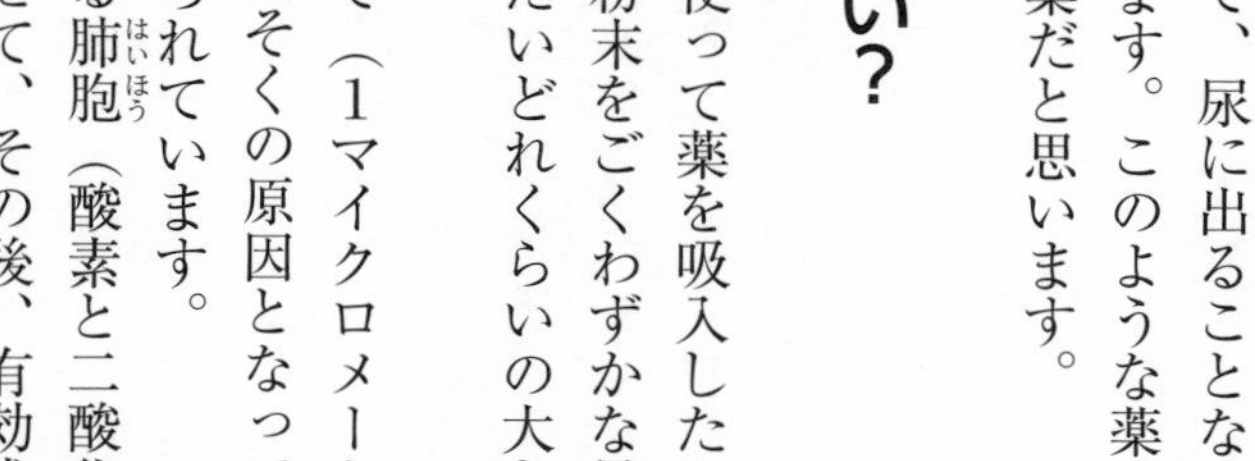

（ノバルティスファーマ株式会社HPより）

で、鼻からのど、気管支と呼ばれる肺の部分から肺胞、そして全身まで、薬を送り届ける範囲をコントロールできます（図表8）。

吸入するタイプの薬の大きさに関連した話として、薬の大きさを測定するカスケードインパクターという装置があります（図表9）。ヒトの肺を単純化した金属の装置で、もともと空気中のごみやちりのサンプルを採取して、大気汚染の原因物質となる小さな粒子（排気ガスや火山灰など）が肺のどの部分にとどまるかについて研究されていました。大気汚染の指標としてPM2・5という言葉をニュースなどで聞いたことがあるでしょう。これは2・5マイクロメートルの大気中の粒子のことであり、それらが肺の奥にとどまることで呼吸器の重い病気を引き起こしやすくなることが懸念されています。現在このような装置は、吸入するタイプの薬の研究開発や品質検査の用途でも使用されています。

未来の薬と薬の未来

今後どのような薬が登場するでしょうか。

コロナワクチンは、ナノサイズのまったく新しいタイプの薬でしたし、最近では、なんと3Dプリンターを使った錠剤が海外で作られて

図表9　カスケードインパクターの模式図

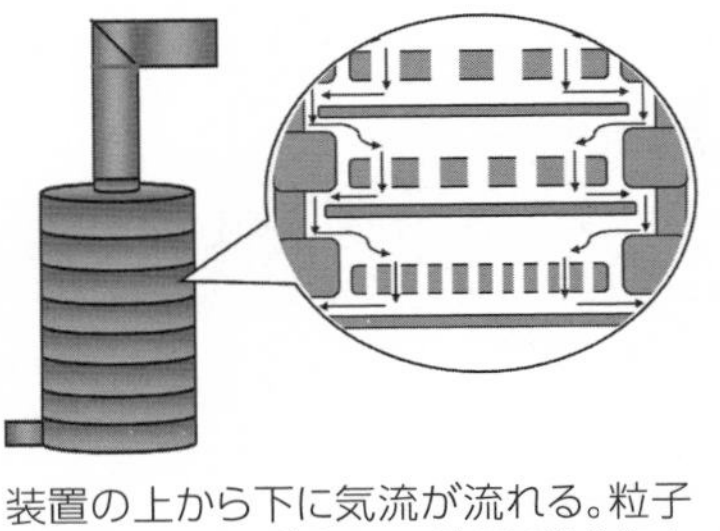

装置の上から下に気流が流れる。粒子が下に行くほど小さい粒子が捕集されるしくみで、人間が空気を吸ってのど（上）から気管支や肺胞（下）に空気が移動していく構造をまねしている

図表8　呼吸器に蓄積しやすい粒子の大きさと対象となる薬

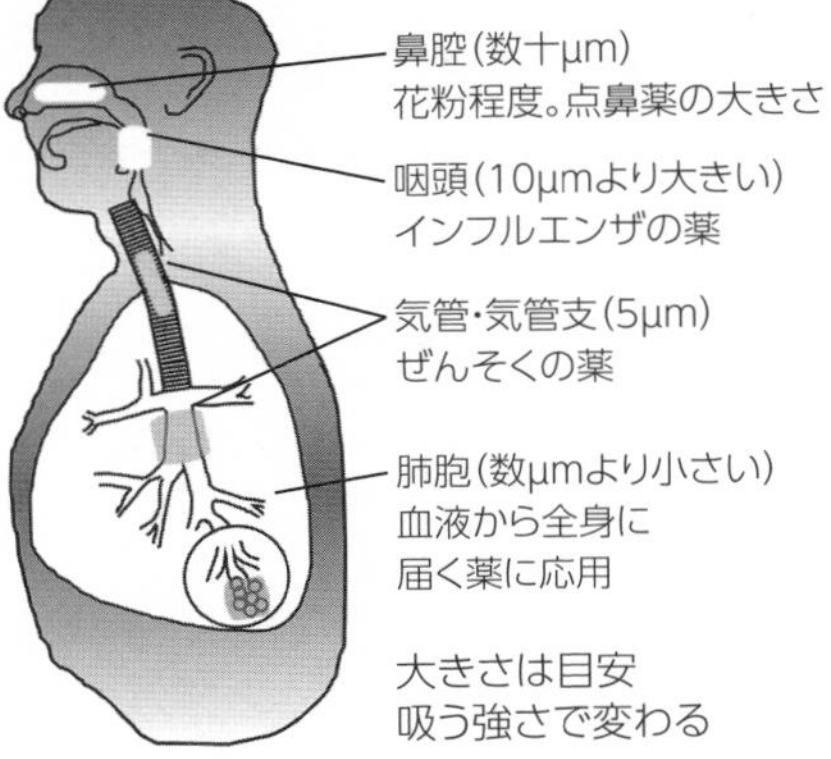

います。将来にはスマートフォンや人工知能と組み合わせて、私たちの体調をきっちり管理してくれる薬が登場するかもしれません。私たちの病気を単に治療するだけでなく、私たちのライフスタイルや薬に対する向き合い方も変えるような薬が、未来に誕生するのではないかと私は考えています。

本書を機会に未来の薬と薬の未来について思いをめぐらせていただければ幸いです。

麻薬って怖いもの？

薬学研究科神経薬理学　准教授　大澤　匡弘

「麻薬」という言葉から何を思い浮かべますか。危ない、体に悪い、普通には手に入らないなど、マイナスのイメージが多く浮かぶと思います。確かに麻薬は法律で使用が厳しく制限されていますが、禁止されているわけではなく、必要とする人たちもいます。麻薬とはどういうものか、少しくわしくお話ししましょう。

麻薬とは

一般的に麻薬というと、モルヒネ、ヘロイン、コカイン、覚せい剤などが挙げられるでしょう。これらには、鎮静《ちんせい》・鎮痛・麻酔という有効な作用とともに、依存性と耐性※1の可能性をともなう常習性が現れるという特徴があります。

依存が高じて中毒になると精神や身体に悪影響があるため、「法律で禁止されている」薬物と考えられているようですが、これはちがいます。法律的には麻薬、覚せい剤、大麻は異なり、それぞれ「麻薬及び向精神薬取締法」「覚せい剤取締法」

※1　耐性
薬を繰り返し使用すると段々と効き目が弱くなること。

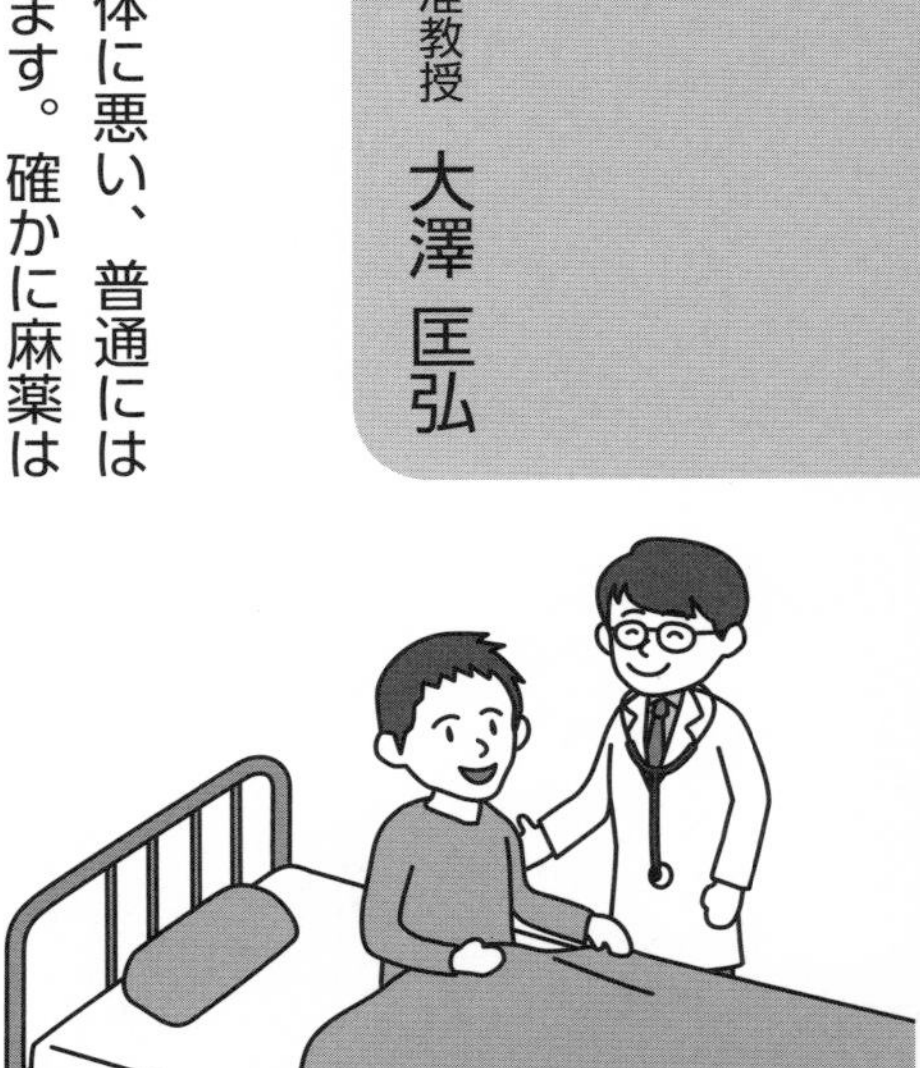

「大麻取締法」で厳格に取り締まられています。よく報道などでは、これら薬物の使用による取り締まりが同様にあつかわれてしまうため、すべてが同じものと理解されるのは、しかたないことです。実際、大麻は国によっては合法ですが、日本では違法成分がふくまれる大麻を所持するだけで処罰の対象となり、覚せい剤や麻薬は、医師が使用の必要があると判断した場合には処方が許されています。このような麻薬や覚せい剤は「医療用麻薬」や「興奮剤」と呼んで禁止薬物とは区別され、法律により医療での使用が許可されています。麻薬の中には、法律で使用が完全に禁止されている物もあり、「ヘロイン」は医療でも用いることができません。

図表1に麻薬の構造式を示しました。モルヒネやオキシコドンは医療用麻薬ですが、ヘロインは完全に使用が禁止されている麻薬です。構造式は非常に類似しており、ちがいがわかりにくいかもしれませんが、このびみょうなちがいが、体の中に入った時に、大きなちがいを生み出します。ただ、見た目はほとんどいっしょで、何がちがうのかは作用を見ないとわからないことが多いです。また、2000年代に社会問題となった危険ドラッグ（当時は脱法ドラッグと呼ばれていました）は、依存性が知られている化学物質の構造を一部だけ変更して、法律のしばりをくぐりぬけて広く使用されていました。構造の一部を変更しただけなので、構造変更前の薬物と同じ作用を示しますが、法律では「化合物」に対して法的なしばりをかけるため、構造が少しでも異なると別の薬物として取りあつかわれ、法をくぐり抜けられたのです。そこで厚生労働省は、包括的な取り締まり

図表1　麻薬の化学構造

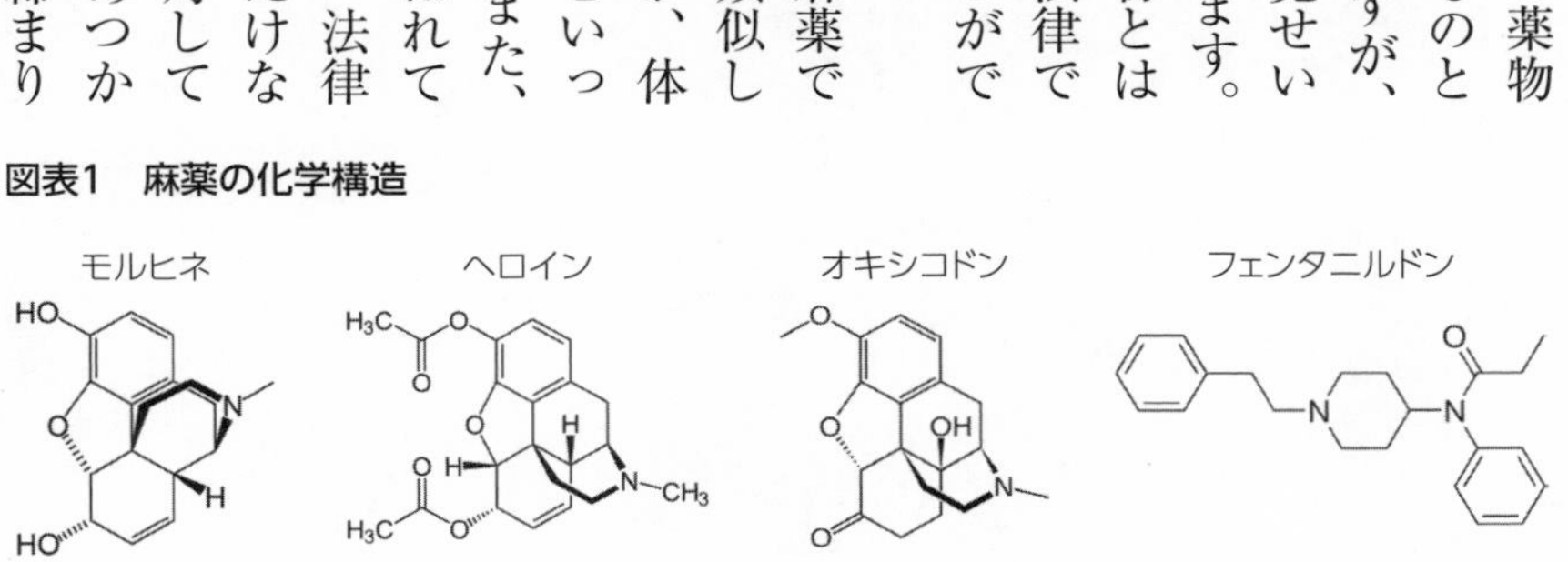

を可能にする薬機法[※2]で危険ドラッグを取り締まることにして、構造式の一部が異なっていても、もともとの薬物が法律でしばられていれば規制ができるようにしました。これにより、構造式を少しだけ変更した薬物も危険ドラッグとして取り締まりができるようになったことから、その使用による検挙が激減しています。

※2 薬機法
正式名称は「医薬品、医療機器等の品質、有効性及び安全性の確保等に関する法律」。2014年11月に薬事法から改正された。

依存性薬物を使うとどうなってしまうのか

麻薬や覚せい剤、大麻の使用に制限がある理由は、これら薬物の依存性によります。依存性には、体が薬を欲しがる「身体依存」と薬が欲しい気持ちをおさえられない「精神依存」の2つがあります。

身体依存では、体から薬物がなくなると、本来の薬物の作用とは逆の作用が見られる「退薬症候」（一般的には禁断症状といわれます）が見られます。たとえば、使用していた薬物に便秘を起こす作用があれば（麻薬は一般的に便秘を起こします）、禁断症状では下痢が見られるようになります。身体依存は体に負荷をかけてしまうため、退薬症候を回避するため薬物を摂取するという行動に出てしまいます。

精神依存は、薬物に対する渇望や欲求が生じている状態で、一般的には「薬物がないと物足りない」、「その薬物なしではいられない」という状態になります。身体依存、精神依存のいずれも、薬物をくり返し服用し、習慣的に摂取することで形成される状態です。

麻薬や覚せい剤を連用すると依存が形成されますが、初めて使った時には何が起こるのでしょうか。薬物を使用した時に得られる快楽の感覚があり、麻薬、覚せい剤、大麻では快楽の種類がそれぞれで異なりますが、共通しているのは脳の中の特定の神経回路を刺激するということです。脳にはたくさんの神経細胞が格納され、非常に複雑な情報を処理しています。脳があつかう情報の中には感情もふくまれ、依存性を持つ薬は快楽の神経を刺激します。どのぐらいの強さで刺激をするかというと、みなさんが非常に美味しい食事をした時の快楽と比べて300倍程度だといわれています。つまり、1回の薬物摂取で非常に強い快楽を味わいますので、何度も求めたくなってしまいます。これが、1度でも薬物を使用するとやめられなくなる理由です。

では、薬物依存におちいってしまうのはどうしてでしょうか。薬物依存になってしまった人たちを見てみると、過去に非常に深刻な経験をされて、薬物に逃げるしかなかった人たちも多くいますが、まじめでりちぎな人も多いことにおどろかされます。これには、まじめゆえにさけられない問題があります。薬物に手を出してしまう状況は人それぞれですが、たとえば眠気を打ち消してやる気を出す必要がある人などが、周りのすすめで始めることもあります。最初は、やらなくてはいけない時に覚せい剤を使用します。使用当初では身体依存は形成されていませんので、一般的なイメージの薬物依存患者にはなりません。しばらく使用をしても問題はないので、自分は薬物依存にならないのではないかという気持ちになります。必要な時に使用をしている薬物ですが、次第に、薬物がないといつもの状態を維持できないのではないかという強迫観念におそわれます。つまり、いつもの状態を維持するために薬を摂取するようになり、精神的依存が形成されてしまいます。このように、日ごろの自分のパフォーマンスを維持し続けなくてはならないという強迫観念から薬物の常用をしてしまうケースが多くあります。このため、非常に強い競争の社会では薬物に手を出してしまうケースが後をたたないといえます。

それでも麻薬・覚せい剤は必要？

一度使うだけでも大変な影響を与える麻薬・覚せい剤ですが、世の中には必要としている人たちがたくさんいます（図表2）。

覚せい剤は薬物の中で最強の覚せい作用を示します。病気の中には眠気のために日常生活を送ることが困難な人もいます。覚せい剤は、病的な眠気に苦しんでいる人たちにとって、救世主です。

また、麻薬は最強の鎮痛薬で多くの痛みに対して有効です。麻薬は痛みをおさえるために世界中で広く使われています。現在の日本は超高齢社会となり、全国民の半分が「がん」になることが明らかにされています。がんの治療は、外科的手術や放射線療法、化学療法などの複数の手法で達成されています。特に、化学療法は抗がん剤を用いるのですが、がん細胞だけに効果を示す薬物は存在しません。抗がん剤は正常な細胞の機能を傷つけ、特に神経細胞への影響は甚大《じんだい》です。

図表2　覚せい剤・麻薬の効用

覚せい剤
＝
最強の覚せい作用
病的な眠気を覚ます

麻 薬
＝
最強の鎮痛作用
痛みをコントロールする

ほかの薬では代用がきかない効果がある

胃や腸の細胞は傷害を受けても分裂をくり返し、機能を回復させることができますが、神経細胞は傷害を受けてしまうと細胞分裂ができないため、機能を回復できません。つまり、抗がん剤によって傷害を受けた神経細胞は機能を回復することなく、周りの神経細胞の機能へも影響をあたえます。これが、抗がん剤による神経障害で、その症状は手先・足先がしびれる、じんじんと痛む、刺すように痛いなど、非常に強い不快な症状を示します。この神経障害による痛みを「神経障害性疼痛《とうつう》」と呼び、がん治療をしている患者さんの大多数に認められます。がんそのものでも痛みが出てきますが、この神経障害性疼痛による痛みも加わり、がん治療には非常に強い苦痛がともないます。

　がん治療の継続を困難にする原因のひとつは疼痛であり、その制圧はがん治療の成否に影響します。つまり、痛みを上手にコントロールすることは、がん治療の成功に直結します。このため、がん治療を行う時には、麻薬を使用します。麻薬は、痛みの情報が脳へ届く過程をブロックするため、痛みを感じにくくしてくれます（図表3）。麻薬を使用すると、直前まで痛みで苦しんでいた人が、普通に行動できるようになります。また、痛みで睡眠が十分に取れなかった場合でも、麻薬を服用すると眠れるようになります。このような効果は麻薬でしか達成できないので、医療において麻薬はなくてはならないものです。

図表3　麻薬は痛みの情報をシャットアウトする

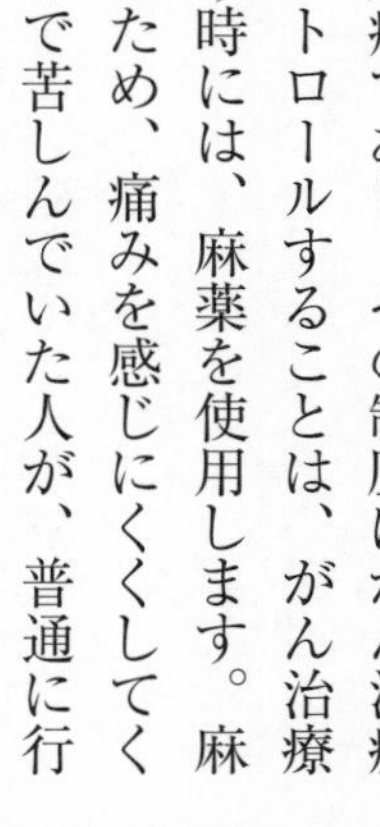

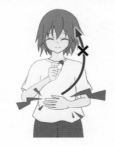

薬は使い方が大切

一般的には使うことが禁止されている薬物でも、状況によっては患者さんの症状を劇的に改善してくれます。「クスリ」は逆から読むと「リスク」です。使い方によっては、危険にもなるということを思い出せるよう、ぜひ覚えておいていただきたい言葉です。また、効果が強い薬は、望まない副反応（一般的には副作用と呼びます）も強いです。これは、薬物が作用を示すためのメカニズムを知るとわかります。つまり、危ないといわれているお薬は、使い方次第では非常に有用です。一方、本来の使い方をはずれた使用をすると、薬物依存などの深刻な反応を起こしてしまいます。

現在、市販薬の依存が問題になっています。これは、かぜを治すために使っている薬を自分の快楽のために使うという、本来の目的とは異なった使い方をした結果です。つまり、薬物の乱用とは、薬物が悪いのではなく、それを使う人たちの良心に委ねられていると思います。必要な人たちに必要なものが正しく提供されることを願っています。

コラム
Column
3

あなたなら、どう呼ぶ?
—「名古屋市立大学」

名古屋市立大学総務部広報室　室長　小松 一哉

「コンビニ」「キムタク」「名駅」など、日常でもよく使われる略語。「名古屋市立大学」も新聞などでは「名市大《めいしだい》」という表記がよく使われています。そういえば、この書籍は正式名称として「名市大ブックス」と堂々と名乗っていますね。

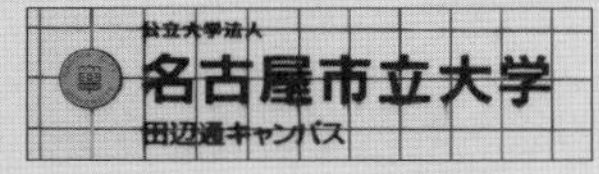

時代をさかのぼって、1980年の開学30周年にできた学生歌「新緑薫りて」を見てみましょう。歌詞には、「名市大　名市大　あゝ誇りもちつゝ」とあります。1985年発行「薬学部百年」の「思い出の記」というコーナーでも、みなさん「名市大」という略称を使って、過去をなつかしんでいます。

「市大《しだい》」という言い方もよく耳にします。これは本学の事務職員や名古屋市役所の職員に多いのではないでしょうか。市役所の「市立大学室」という組織も「市大室」と略すことがほとんど。また、1964年に誕生した「名古屋市立大学広報」をひもとくと、随想のコーナーには、ほぼすべて「市大」と書かれた記事が載っています。当時は名古屋市の組織の一部であったことから、「名古屋」の「名」も略され、今に至っているのでしょうね。

さて、学生たちは、どうでしょうか。「名市大」「市大」と言うのかと思いきや、口をそろえて「名市《めいし》」と発します。「なぜ?」と聞いても特に理由もなく、今の学生は「め」にアクセントを置く「名市」と言うのがポピュラーなようです。

今では略語なのか正式名称なのかわからないほど定着した言葉もあれば、近年のSNSの発達などにより、若者を中心としたユニークな略語もあります。略した言葉は、頻繁《ひんぱん》に活用するために呼んだり、親しみを込めて使ったりすることが多いですよね。1950年に開学した名古屋市立大学は、「名市大」「市大」「名市」と多くの略称を授けられ、人びとに愛され続けているようです。

時代が変わっても、呼び方は人それぞれ、あなた「しだい」です。

遺伝子でわかるあなたに合う薬

薬学研究科臨床薬学　教授　松永　民秀

遺伝子変異[※1]により本来の働きと異なるタンパク質が作られることがあり、これが薬の効き目に影響を与えます。薬物代謝酵素[※2]のように生まれながらの先天的な遺伝子変異と、がん化に関与するような後天的なものがあります。ここでは遺伝子変異に着目した個人差・個別化医療について説明します。

個人差について

お酒に強い人と弱い人がいます。薬も同様で、同じ薬を同じ量飲んだとしても、薬の効果や副作用が出やすい・出にくいに個人差があることは、医療関係者ではよく知られていますが、一般にはあまり知られていません。近年、遺伝子解析技術が進歩し、このような個人差の原因が明らかになってきました。なぜこのような個人差が存在するのでしょうか。

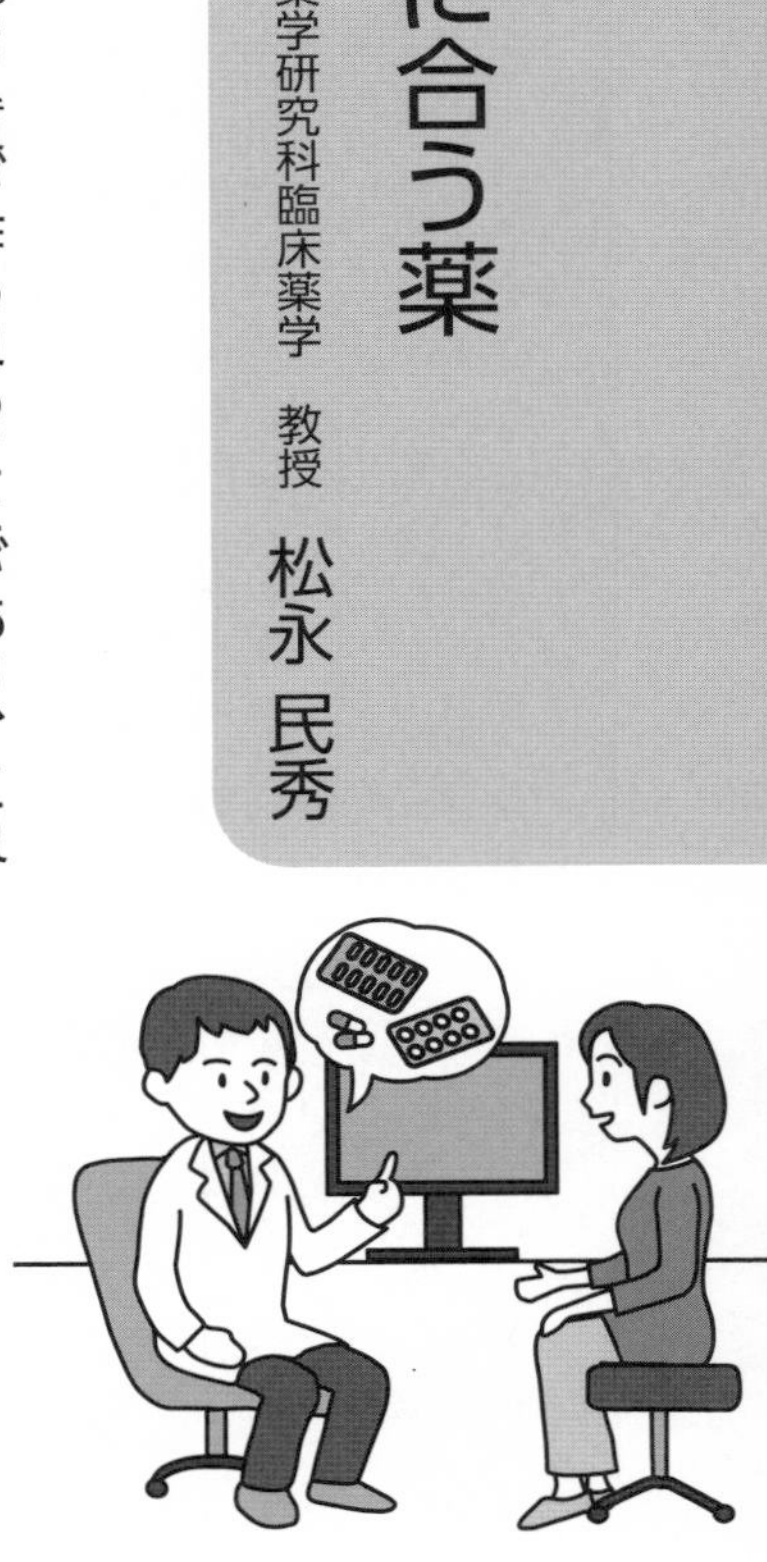

※1　遺伝子変異
遺伝子は体を作る設計図にあたり、その本体はDNA（デオキシリボ核酸）で、A（アデニン）、T（チミン）、G（グアニン）、C（シトシン）で表される4種類の塩基の並びによって遺伝情報を表わす。塩基配列が変化することを遺伝子変異といい、その結果としてタンパク質の機能が低下したり失われたりすることがある。

※2　薬物代謝酵素
薬を体外に排泄しやすくするために別な化合物に変えるタンパク質。おもに肝臓に存在する。

お酒の強い・弱い

お酒で酔ったり、顔が赤くなったり、気分が悪くなったり、頭痛がしたりする原因は、エタノールと呼ばれるアルコールです。小腸から吸収されたエタノールは、血液に溶けて肝臓に行き、その後全身をめぐります。エタノールが脳に作用することが「酔う」ということです。一方、エタノールは、おもに肝臓のアルコール脱水素酵素（ＡＤＨ）と呼ばれるタンパク質により、アセトアルデヒドに変換されます。これを「代謝」といいます。このアセトアルデヒドが、アルコールによる不快な作用の原因物質です。アセトアルデヒドは、さらにアセトアルデヒド脱水素酵素2型（ＡＬＤＨ２）により無毒な酢酸に代謝されます。エタノールの代謝に関わるＡＤＨとＡＬＤＨ２には、遺伝子多型[※3]と呼ばれる遺伝子変異の存在が知られており、エタノールやアセトアルデヒドの代謝能に差があります。これが、お酒が強い人と弱い人の個人差の原因です。特に、ＡＬＤＨ２には酵素の働きが強い人と弱い人、そしてまったくない人の３つの型があります。ＡＬＤＨ２の活性が弱いか、まったくない人は、少しのお酒でもアセトアルデヒドがたまるのでお酒が弱い人です。エタノール・パッチテスト[※4]で自分の体質がわかりますし、遺伝子変異の有無を検査すれば、お酒に強いか弱いか、わかります。このような代謝酵素の遺伝子多型は先天的な変異であるため、親の体質が子に受け継がれます。

※3　遺伝子多型

遺伝情報を担うＤＮＡの塩基配列のちがいが、人口の1％以上の頻度で存在すること。ヒトとヒトとでは99.9％が同じ配列で、残りの0.1％の差異で、個々の姿形や能力などのちがいが生じる。

※4　エタノール・パッチテスト

アルコールを分解しやすい体質か判別する簡易テスト。70％エタノールをしめらせた少量のガーゼを上腕内側など皮ふの柔らかいところに貼り、5分経ったらはがし、その20秒後と5分後の皮ふの反応を見る。20秒後に赤くなっていれば「ＡＬＤＨ2活性がまったくない人」、20秒後は変化がなくても5分後に赤ければ「ＡＬＤＨ2活性が弱い人」という目安。皮膚が赤くなるのは、アセトアルデヒドがたまることによる。遺伝的に、日本人は37〜38％がお酒に弱く、6〜7％はお酒をまったく飲めない体質。

薬が合う・合わない

薬は患者さんに合った種類や量が決まるまで、試行錯誤をくり返すことがあります。具体的には、病院にかかると問診と検査が行われ、その結果をもとに診断し、医師は必要があれば処方せんを出します。しかし、その人に本当に合っている薬なのか、また適切な量なのかは、最初の診断の段階では完璧にはわかりません。もし、しばらく薬を服用しても効果が十分でない場合や副作用が強い場合は量を変えたり、別の薬に変えたりします。このように、最適な効果が得られるまで薬の量や種類が変わった経験がある方は多いでしょう。この問題点は、効果が弱かったり、効き過ぎて副作用が出てしまったりした期間の医療費も支払うことになるため、患者さんの金銭的負担が増えることと、1日でも早く病気を治したいのに、なかなか治療がうまくいかないことです。

しかし、もし事前に自分の体に合った薬の種類と量がわかれば、このようなむだな負担を少なくすることが期待できます。それを可能にしたのが、近年注目されている個別化医療です。

薬物代謝酵素の遺伝子多型を利用した個別化医療

薬は、薬物代謝酵素によって分解されると、一般的に作用は減弱、もしくはな

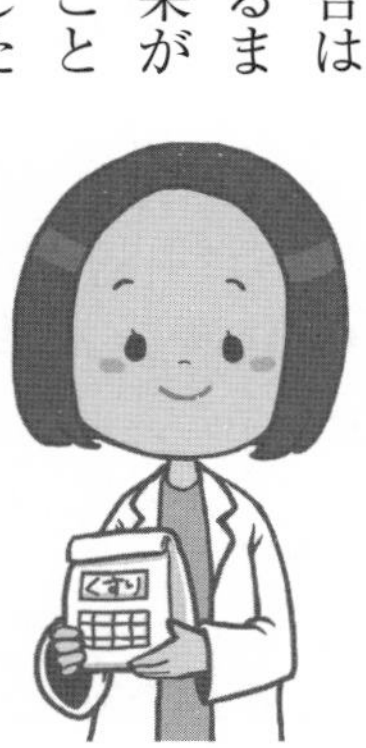

くなり、体外に排泄されやすくなります。薬物代謝酵素の遺伝子の変異が、薬の作用の強さや副作用の出現などの個人差の原因の1つであることがわかってきました。その代表例が、①シトクロムP450 2C19（CYP2C19）と②UGT—グルクロン酸転移酵素1A1（UGT1A1）と呼ばれる酵素です。

①CYP2C19遺伝子多型

胸やけなどの症状がある逆流性食道炎の患者さんには、その原因となる胃酸の分泌をおさえる薬が処方されます。その1つにオメプラゾールがあり、おもに薬物代謝酵素CYP2C19によって代謝され、代謝されると作用がなくなります。ところが、CYP2C19には遺伝子多型が存在し、日本人の場合約20%がこの酵素を正常に作れないため、オメプラゾールをうまく分解できません。このような人は「低活性型（PM）」と呼ばれ、あたかも大量の薬を飲んだかのように血液中の濃度が高くいつまでも体に残るために、作用が強く、そして長く続くことになります。一方、約30%の人は変異がなく（野生型）、代謝がスムーズに行くので「高活性型（EM）」と呼ばれます。しかし、EMの人は、オメプラゾールの代謝がスムーズに行き過ぎて効果があまり期待できません。残り約50%の人は、それらの中間の能力を持つので「中間活性型（IM）」と呼ばれ、ちょうどいい感じの効果が期待されます。図表1はオメプラゾールを飲んだ時の効果を見たものです。オメプラゾール

図表1　CYP2C19遺伝子変異とオメプラゾール服用後の胃内pHの変化

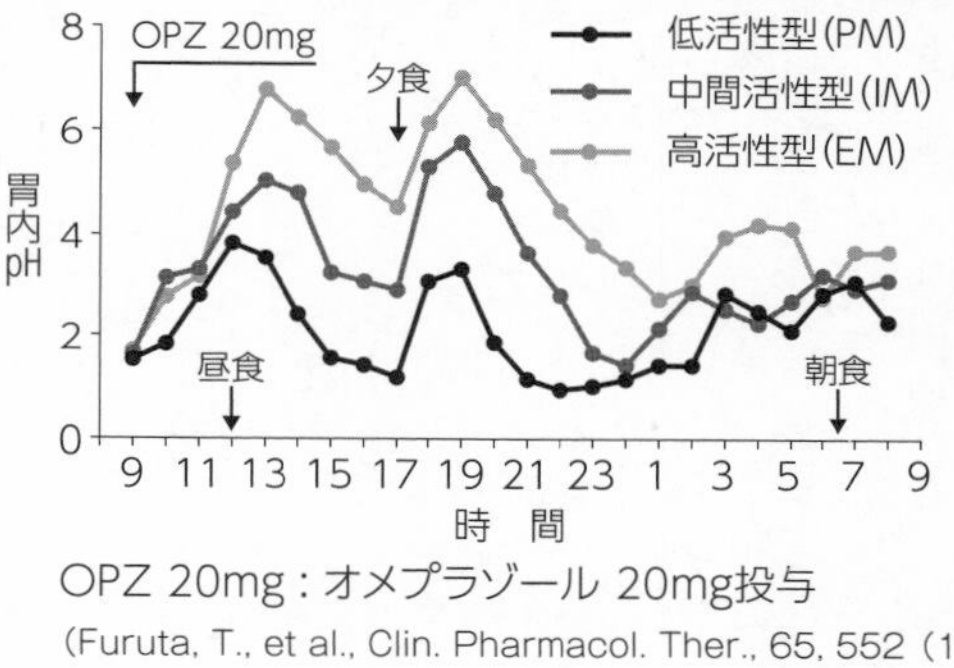

OPZ 20mg：オメプラゾール 20mg投与

（Furuta, T., et al., Clin. Pharmacol. Ther., 65, 552（1999）. 一部改変）

胃酸が多い時、胃内のpHは低いが、薬の効果で分泌がおさえられるとpHが高くなる。同量のオメプラゾールを飲んだ時、PMの患者は非常に強く胃酸の分泌を抑制するため、胃の中のpHは中性付近のpH7程度を長時間維持する。一方、EMの患者では食事の時の変動のみで、ほとんどオメプラゾールの効果は認められない。IMの患者ではPMとEMのちょうど中ほどの効果となっている。

の場合、効き過ぎるＰＭの患者さんには、最初から少なめに投与すれば、適切な効果が期待できますし、薬代も少なくて済みます。一方、あまり効果が期待できないＥＭの患者さんには、投与量を多めにするか別の薬を処方すればよいことが予想できます。

②ＵＧＴ1Ａ1遺伝子多型

大腸がんなどに用いられる治療薬のイリノテカンは、体内でエステラーゼと呼ばれる加水分解酵素で代謝されると、抗がん作用を示すＳＮ－38という代謝物になります。一方、ＳＮ－38はおもに肝臓のＵＧＴ1Ａ1と呼ばれる代謝酵素で解毒され作用はなくなります。このＵＧＴ1Ａ1には働きが低下する遺伝子多型の存在が知られており、その多型を持つ患者さんではＳＮ－38の代謝（解毒）が遅れることで骨髄機能抑制※5（特に好中球減少）などの非常に深刻な副作用が出る可能性が高くなることが知られています。そのためＵＧＴ1Ａ1の働きが低い遺伝子多型を持つ患者さんの場合は、副作用に注意しながら、より慎重にイリノテカンを投与することが必要です。

このような研究がさかんに行われていた２０００年前後、個人の遺伝子情報が入ったＩＣチップ付きの診察券を持って病院に行く時代が近い将来訪れると期待が高まりました。当時「オーダーメイド医療」と呼ばれていた、いわゆる「個別化医療」です。しかし、オメプラゾールを用いたピロリ菌の除菌やイリノテカンの副作用の予測においては、遺伝子多型解析が行われる場合もありますが、一般

※5　骨髄機能抑制
がんや治療の副作用により骨髄の働きが低下している状態。薬や放射線の影響で、骨髄の血液細胞を作る機能が低下することがある。好中球は白血球の一種で一番数が多く、感染から体を守る。

的にはこのような個別化医療はまだ実現していません。
その理由の1つとして、薬物代謝酵素の能力は疾患、生活習慣、加齢あるいは食事によっても変わるため、遺伝子多型だけでは薬の効果や副作用の現れ方の個人差を完全に事前予測することが難しいことがわかってきたからです。それでは、個別化医療は行われていないかというと、そうではありません。実は、がんの薬物治療においては、なくてはならない医療になっています。

がんの個別化医療

遺伝子多型の例として説明したアルコールや薬物代謝酵素の遺伝子変異は、両親の遺伝子から受け継いだもので、その性質は一生変わりません。一方、生まれた後の遺伝子変異で本来の働きを持たない異常なタンパク質が作られることがあり、その結果重大な疾患を引き起こす場合もあります。その中でよく知られている病気が、がんです。

がんの薬物治療には、「化学療法」「内分泌療法（ホルモン療法）」「分子標的療法」などの種類があります。2000年以前は、がん化学療法として細胞毒性の強い細胞障害性抗がん薬[※6]がおもに使われていましたが、正常な細胞も死んでしまうので副作用が強くなります。2000年代に入るとがん細胞の増殖・転移・浸潤[※7]に関わる分子だけを標的とし、がん細胞の異常な分裂や増殖といった特定の活

※6　細胞障害性抗がん薬
イリノテカンやシスプラチンなど細胞の核内でDNA合成や細胞増殖に関わる分子に作用し、細胞の分裂や増殖をはばむことで効果を発揮する。粘膜や骨髄細胞などの活発に増殖・分裂する正常細胞に対しても毒性を示すことから、患者の身体的負担も大きくなる。

※7　浸潤
がんが周りの組織にしみこむように広がること。

動をおさえることを目的とした分子標的抗がん薬が開発されました。これは、がんの薬物療法にとって画期的な転換となりました。

分子標的薬は、遺伝子の変異によって性質が変わったがん化に関わるタンパク質を標的にして、がん細胞を攻撃する薬です。その標的になるタンパク質があるかどうか、あるいはその原因になる遺伝子配列の変異があるかを調べて抗がん薬の投与を決める方法が取られています。すなわち、遺伝子検査などで効果が期待される場合のみ分子標的薬を投与します。そうすることで、効果が期待できない患者さんに非常に高価な抗がん薬を投与しなくて済みます。このような検査をコンパニオン診断[※8]と呼びます。

一方、コンパニオン診断の場合、ある分子標的薬の標的を検査して投与に該当しなければ、別の検査を行い、また合わなければさらに別の検査を行うことになります。そうなると、検査の費用と時間もかかることになりますし、患者さんやその家族の心の負担にもなります。近年、がんの遺伝子変異を網羅《もうら》的に調べることで適切な抗がん薬を選択する遺伝子パネル解析[※9]が行われるようになりました。具体的には、大腸がん、乳がんなどの一部のがんでは、医師が必要と判断した場合には、がん遺伝子検査が行われ、1つまたはいくつかの遺伝子をコンパニオン診断薬・医療機器により調べ、診断したり、検査結果をもとに薬を選んで治療したりします。また、標準治療がないがん、あるいは標準治療がすでに終了したな

※8 コンパニオン診断
ある治療薬が患者に効果があるかどうかを、治療前にあらかじめ検査すること。分子標的薬の治療効果を高め、より安全に使用するためには、患者がその治療薬を使う対象であるかを正しく見極めることが必要で、個別化医療を行うために重要な検査である。

※9 遺伝子パネル検査
がん組織や血液からＤＮＡなどを取り出し、がん関連遺伝子にどのような変異があるかを調べる。検査される複数の遺伝子のセットのことをパネルと呼び、多数の遺伝子を一度にまとめて調べられる。

※10 ゲノム
その生物にふくまれている、その生物を作るのに必要なＤＮＡが持つすべての遺伝情報。

どの場合、がん遺伝子パネル検査の結果に従い治療を行うがんゲノム医療[※10]があります。がんゲノム医療は、おもにがんの組織を用いて、多くの遺伝子を同時に調べ、遺伝子変異を明らかにすることにより、患者個人の体質や病状に合わせて治療などを行う医療です（図表2）。

これらの治療は、名古屋市立大学医学部附属病院でも行われています。現在ではなくてはならない技術で、これからもこのような薬の開発が進むでしょう。

図表2　遺伝子情報に基づくがんの個別化治療

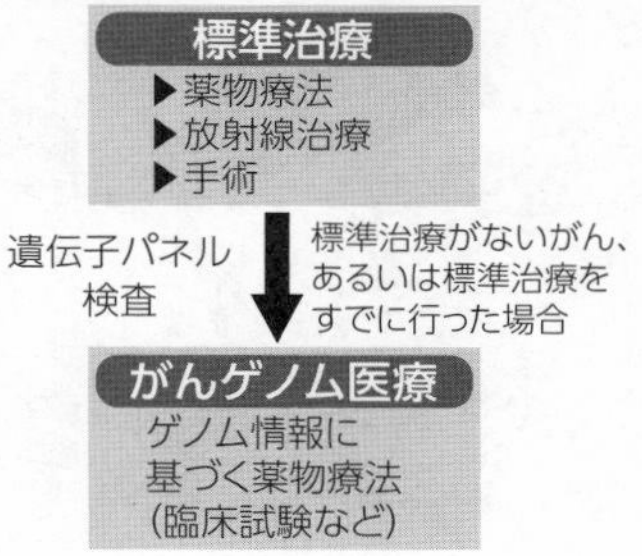

大腸がん、肺がん、乳がんなどの一部のがんにおいては、標準治療としてがんの組織などを用いて1つまたはいくつかの遺伝子を調べる「がん遺伝子検査」を行い、その結果をもとに薬を選んで治療する個別化医療がすでに行われている。このようながん遺伝子検査は、がんゲノム医療にふくまれない。しかし、標準治療がないがん、あるいは標準治療をすでに行った場合では「がん遺伝子パネル検査」が行われる。この検査は、手術や生検で採取したがんの組織を使ってがんの増殖に関わる特徴的な遺伝子異常を調べ、その情報に基づき個々の患者に最適な治療法を選択する究極の「個別化医療」で、これを「がんゲノム医療」という。

自然が生み出す薬

薬学研究科生薬学　准教授　石内 勘一郎

自然より生み出された薬の歴史とともに、自然界に生息する生物から純粋な「単一成分」として発見された歴史的な医薬品を中心に、天然資源由来の生理活性物質[※1]をいくつか紹介します。

薬の始まり

人類は、古代文明が起こる以前から草木などの自然物を、病やけがを治すツールとして利用してきたと考えられています。どのようなものを食せば病気が治るのかという経験の蓄積により、古代文明以降、薬草は通常の食物とは区別された薬としての使用が記録として残されるようになりました。しだいに薬草は、薬用部位のみを用いることで効能効果を高め、さらに保存にたえられるように乾燥などの加工がほどこされた生薬《しょうやく》（crude drug）として用いられるようになります。その後、東洋においては、異なる薬能を示す生薬を複数組み合わせて使用するこ

※1　生理活性物質
生物の機能にわずかな量で作用し、影響を与える化学物質の総称。

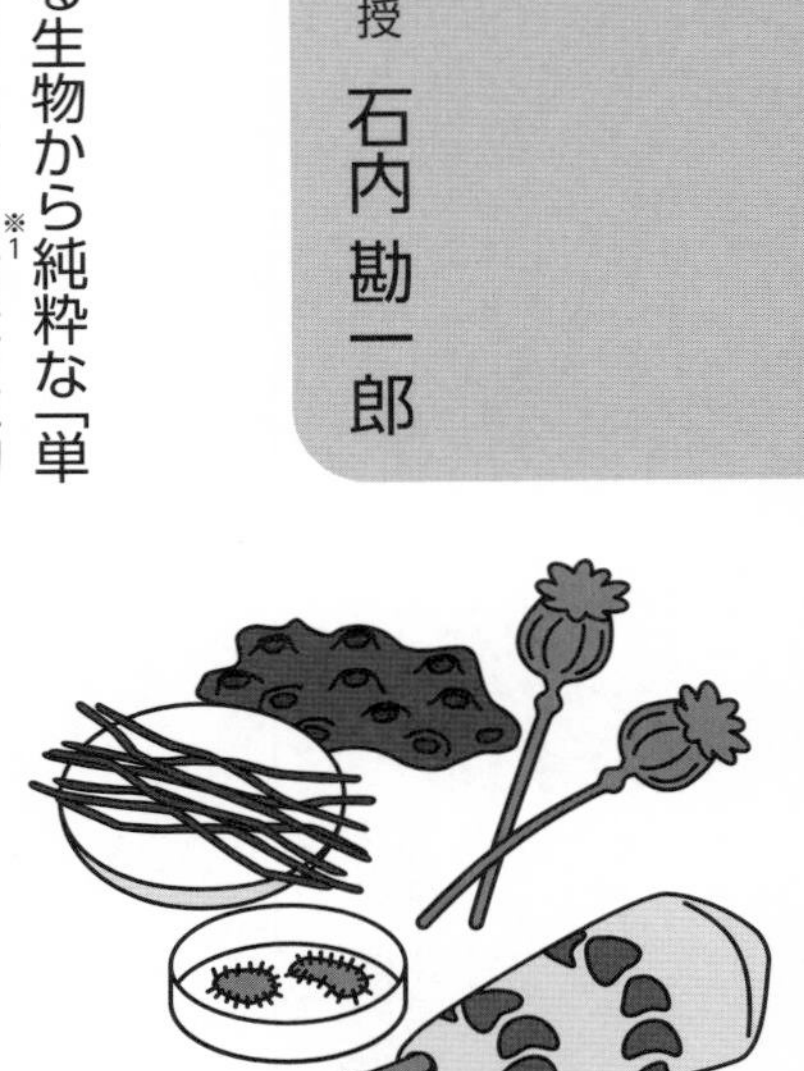

とで、病気に対してより高い治療効果を得られる経験が蓄積され、中国における中国伝統医学（中医学）や、日本における漢方医学のような高度な医学理論が体系化されていきました。またそれらの理論に基づいて編み出された薬は、それぞれ中薬や漢方薬として治療に使用され、今もなお現代医療において活躍の場を保っています。これらの生薬を基本とした薬は、無数の化合物がふくまれた「混合物」として成り立っている点で共通しており、このように薬を混合物として利用することは、太古の昔から現代に至るまで非常に長く続いています。

薬の進化：混合物から単一成分へ

西洋においては、東洋と同様に長く生薬が使用されてきた一方、個々の生薬を組み合わせて使用するような医学理論は確立されず、むしろ16世紀から錬金術(化学)が医学に導入されるようになりました。すなわち、薬の中には本質的に治療に有効なかけらが存在し、それを化学的に取り出そうとする思想が生まれたのです。このような考え方が受けつがれていく中、19世紀初頭にドイツの薬剤師ゼルチュルナーが、生薬のアヘンからその鎮痛作用の活性本体であるモルヒネを純粋な「単一成分」として単離[※2]したことを報告しました。より高い効力を示し、かつ一定の品質基準を保って製造が可能なモルヒネは、効果にばらつきのあるアヘンにすぐ取って代わりました。こうして、ゼルチュルナーによるモルヒネの発見以降、原料から有効成分を単離精製する研究が活発になり、薬は、生薬のような「混

※2　単離
混合物から、その中の特定の要素のみを単一物質として取り出すこと。

合物」としてではなく、強い薬理作用を示す「単一成分」のみを取り出して利用されるようになっていきました。また当時、高等植物[※3]を主とした研究対象は、しだいに下等植物[※4]、微生物、昆虫、海洋生物へと拡大していき、さまざまな医薬品となる生理活性物質が、さまざまな生物資源から次々と発見されていきました。

Ⅰ 生薬から発見された医薬品

①生薬アヘンより発見された麻薬性鎮痛物質：モルヒネ（図表1）

ケシ科の植物であるケシの完全に熟していない果実に切傷をつけると白い乳液がにじみ出します。この乳液をへらでかき取り、ケーキ状に乾燥させ固めたものが生薬のアヘン（阿片）です。この生薬は強力な鎮痛作用を示します。

紀元前3000年ごろのメソポタミアにおいて、楔形文字で書かれたシュメール人の粘土板には、当時すでにケシが栽培されていたことが記載されています。また紀元前1500年ごろのエジプトでは、アヘンが製造され、鎮痛薬や睡眠薬として使用されていたことが古文書のパピルスに記録されており、すでに人類がアヘンの利用法を経験的に見出していたことがうかがえます。西洋で、薬を単一成分として取り出そうとするきっかけとなった思想は、16世紀にスイスの医師で錬金術師でもあるパラケルススによって広められましたが、このパラケルススも、ローダナムと名付けたアヘンを主成分とする丸薬を鎮痛薬として用いていました。そして19世紀初頭、アヘンを鎮痛薬としてよく使用していたドイツの薬剤

図表1　ケシとモルヒネの構造

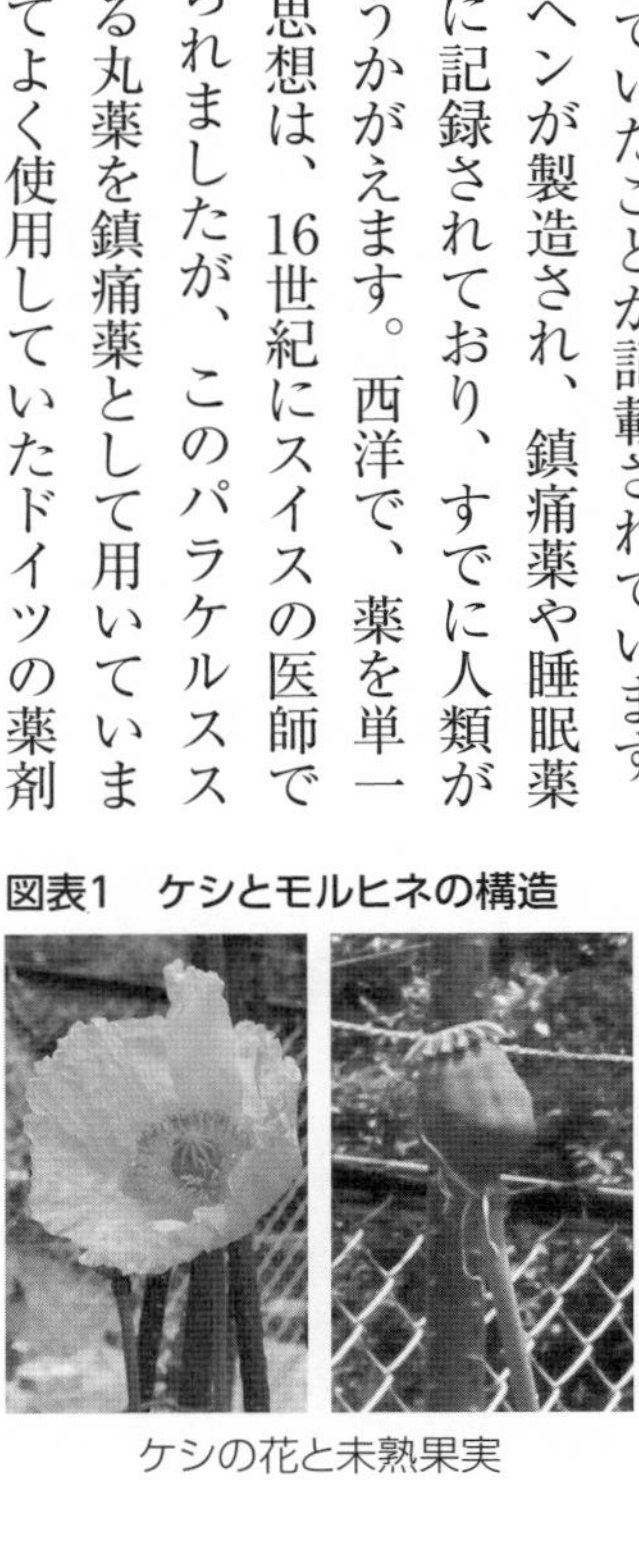

ケシの花と未熟果実

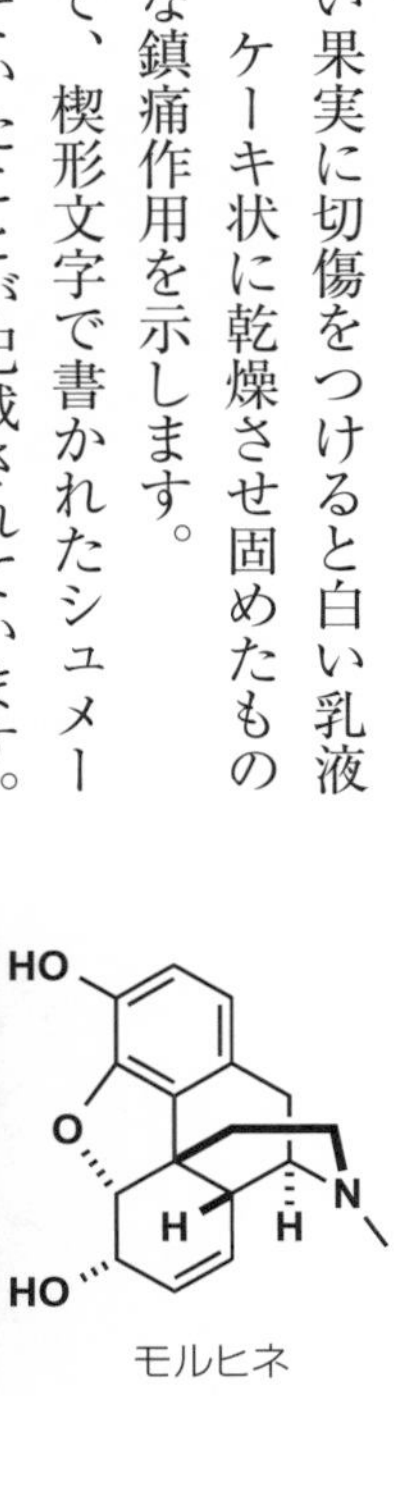

モルヒネ

※3　高等植物
維管束を持つ植物、すなわちシダ植物、裸子植物、被子植物をさす。

※4　下等植物
高等植物に対し、植物の進化の順位が下と考えられる植物、すなわち維管束を持たず構造が単純で、器官の分化があまり発達していない植物。菌類・地衣類・藻類など。

師ゼルチュルナーは、当時のアヘンが効き過ぎたり、逆にあまり効かないものもあったりといった効果のばらつきを解消するために有効成分の抽出を試み、ついにモルヒネを単一成分として精製したことを報告しました。

モルヒネは、現代においても、緩和医療の領域で麻薬性鎮痛薬として使用される重要な医薬品であり、世界で初めて、薬が天然資源より純粋な単一成分として発見された歴史的な化合物としても認知されています。西洋医学の発展は、モルヒネの発見がきっかけであったと考えられているのです。

②漢方薬から日本人が発見した咳止め成分：エフェドリン（図表2）

葛根湯《かっこんとう》は、代表的な漢方薬の1つで、かぜの初期に使用されることで知られています。カッコン（葛根）、タイソウ（大棗）、マオウ（麻黄）、カンゾウ（甘草）、ケイヒ（桂皮）、シャクヤク（芍薬）、ショウキョウ（生姜）という7つの生薬から構成され、この中のマオウが、発汗《はっかん》、鎮咳《ちんがい》（せきをしずめる）、去痰《きょたん》（たんを除く）といった薬理作用を示し、初期のかぜに対する葛根湯の主要な作用を担うと考えられていました。

明治初期、日本における薬学研究の先駆者である長井長義博士は、1871年から13年間にわたるドイツ留学後、当時の生薬学研究に有機化学の技術を融合することで、1887年にマオウの有効成分エフェドリンを単離精製に成功したことを報告しました。エフェドリンは、日本人が世界で初めて発見した単一成分としての天然由来医薬品で、現代でも気管支拡張薬として日本薬局方[※5]に収録される

図表2　マオウとエフェドリンの構造

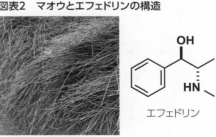

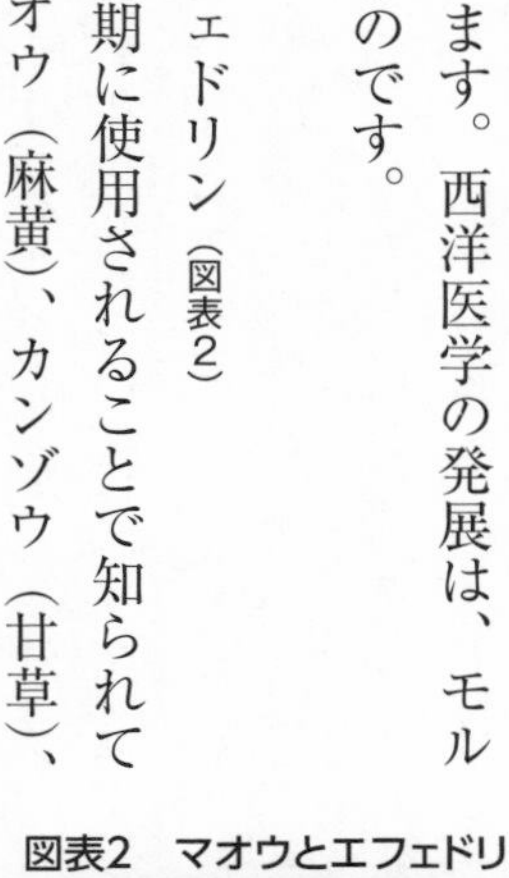

マオウ

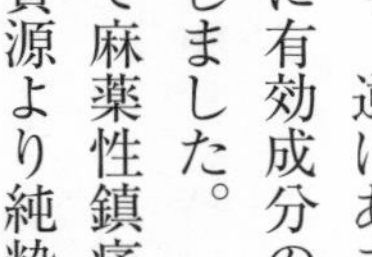

エフェドリン

れっきとした医薬品です。身近なドラッグストアで販売されている総合かぜ薬にも配合されているものがあるので、機会があればぜひ、成分表をチェックしてみてください。

Ⅱ 微生物から発見された医薬品：ペニシリン

・青カビから偶然発見された抗生物質

ペニシリン（図表3）は、世界で初めて微生物（カビ）から発見された抗生物質で、細菌を原因とする病気の治療に使われています。

スコットランドの細菌学者であるフレミングは、第1次世界大戦後、イギリスの病院に勤務していました。１９２８年、夏の休暇からもどったフレミングは、実験室で黄色ブドウ球菌という細菌を培養していたペトリ皿[※6]に青カビが生えていることに気づきました。さらにその時、フレミングは青カビの周辺だけその細菌が生えていない現象を発見しました。青カビが細菌の成長を抑える物質を生産していると考えたフレミングは、この青カビを培養し、その抗菌活性物質を単離することに成功しました。青カビの学名*Penicillium notatum*（ペニシリウム・ノタタム）にちなんで、その抗菌成分はペニシリンと名付けられ、１９２９年に論文で発表されました。その後、フレミングの研究成果に興味を持ったオックスフォード大学のフローリーとチェーンは、ペニシリンの大量生産に着手し、ペニシリンを高生産するカビ *Penicillium chrysogenum*（ペニシリウム・クリソゲナム）を

※5 日本薬局方
医薬品、医療機器などの品質、有効性および安全性の確保などに関する法律第41条により、医薬品の性状および品質の適正を図るため、厚生労働大臣が薬事・食品衛生審議会の意見を聞いて定めた医薬品の規格基準書。明治19年6月に初版公布、以降医薬品の開発、試験技術の向上にともなって改訂が重ねられ、令和5年6月現在では第18改正日本薬局方が公示されている。

図表3 ペニシリンの構造

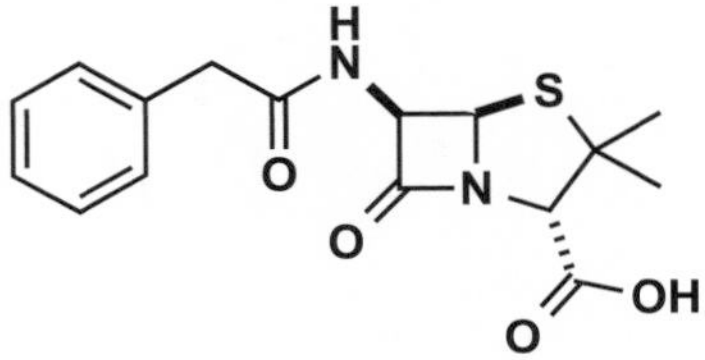

ペニシリン

※6 ペトリ皿
ガラス製の実験用平皿。シャーレ（独語）とも呼ばれる。

発見することでペニシリンの実用化に成功しました。ペニシリンの発見により、第2次世界大戦において多くの兵士の命が感染症から救われ、フレミング、フローリー、チェーンの3名は、1945年にノーベル医学・生理学賞を受賞しました。

・ペニシリンの優れた抗菌戦略

細菌の細胞壁は、網目状の構造をとることで細菌自身の物理的な強度を保っています。この網目状の構造は、トランスペプチダーゼという酵素によって構築され、この酵素は、細胞壁中にあるD―Ala―D―Alaという構造の一部を認識することで、その機能を発揮します。一方、ペニシリンの構造は、「β《ベータ》―ラクタム環」と呼ばれる※7四員環《よんいんかん》の非常にめずらしい構造をとっており、細菌細胞壁中のD―Ala―D―Ala構造と非常に似ています。そのため細菌に対してペニシリンを加えると、酵素は見分けがつかずにペニシリンと結合してしまい、酵素の機能が低下してしまいます。これによって、細菌は自分の体を頑丈に保つことができなくなり、しだいに弱っていきます（図表4）。さらに面白いことに、人間の細胞には、細胞壁が存在しません。したがって、ペニシリンはヒトを攻撃することができないため、服用しても重篤な副作用がほとんどおきません。つまり、ペニシリンは、細菌だけをやっつけてくれる人体に優しいとても優れた薬なのです。

※7 四員環
環状の化合物で、環を構成する原子の数が4つであるもの。

図表4 ペニシリンの作用機序

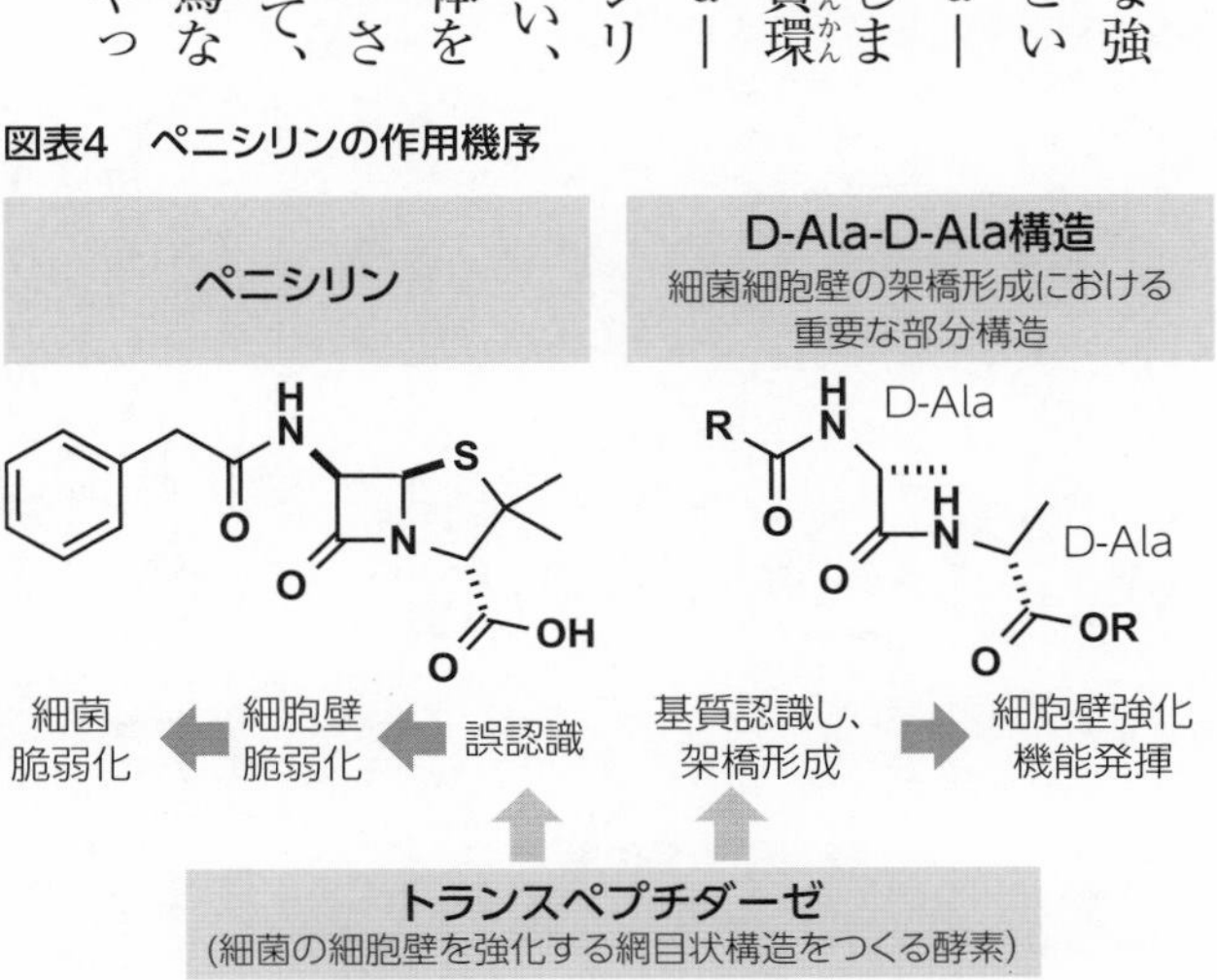

Ⅲ 海洋生物から発見された医薬品

①貝の矢毒から開発された鎮痛薬：ω《オメガ》ーコノトキシン

イモ貝は、文字通り貝がらの形状がサトイモと似たイモガイ科の貝で、「円すい形をしていることから英名はcone snail（直訳で「円すい形の巻貝」）と呼ばれています。イモ貝は肉食性で、魚などに対して毒もりを発射し、神経毒で麻ひさせた獲物をおおいながら消化します。スキューバダイビング中にさされて死亡者が出ることもある危険な海洋生物の1種です。

イモ貝の神経毒ωーコノトキシンは、ポリペプチドと呼ばれる25個のアミノ酸が連なった構造をしています。この化合物は、N※8型カルシウムチャネルを阻害することで毒性を発揮する一方、モルヒネの1000倍以上の鎮痛作用を示すことが明らかとなりました（図表5）。さらにモルヒネが持つ副作用を示さないことも明らかとなったことで、医薬品としての開発が進められ、2004年に重度の慢性疼《とう》痛に対する鎮痛薬（ジコニチド）として米国で承認されました。

ωーコノトキシンは、世界で初めて天然から得られた構造のまま臨床応用された海洋天然物です。

図表5　ωーコノトキシンの構造

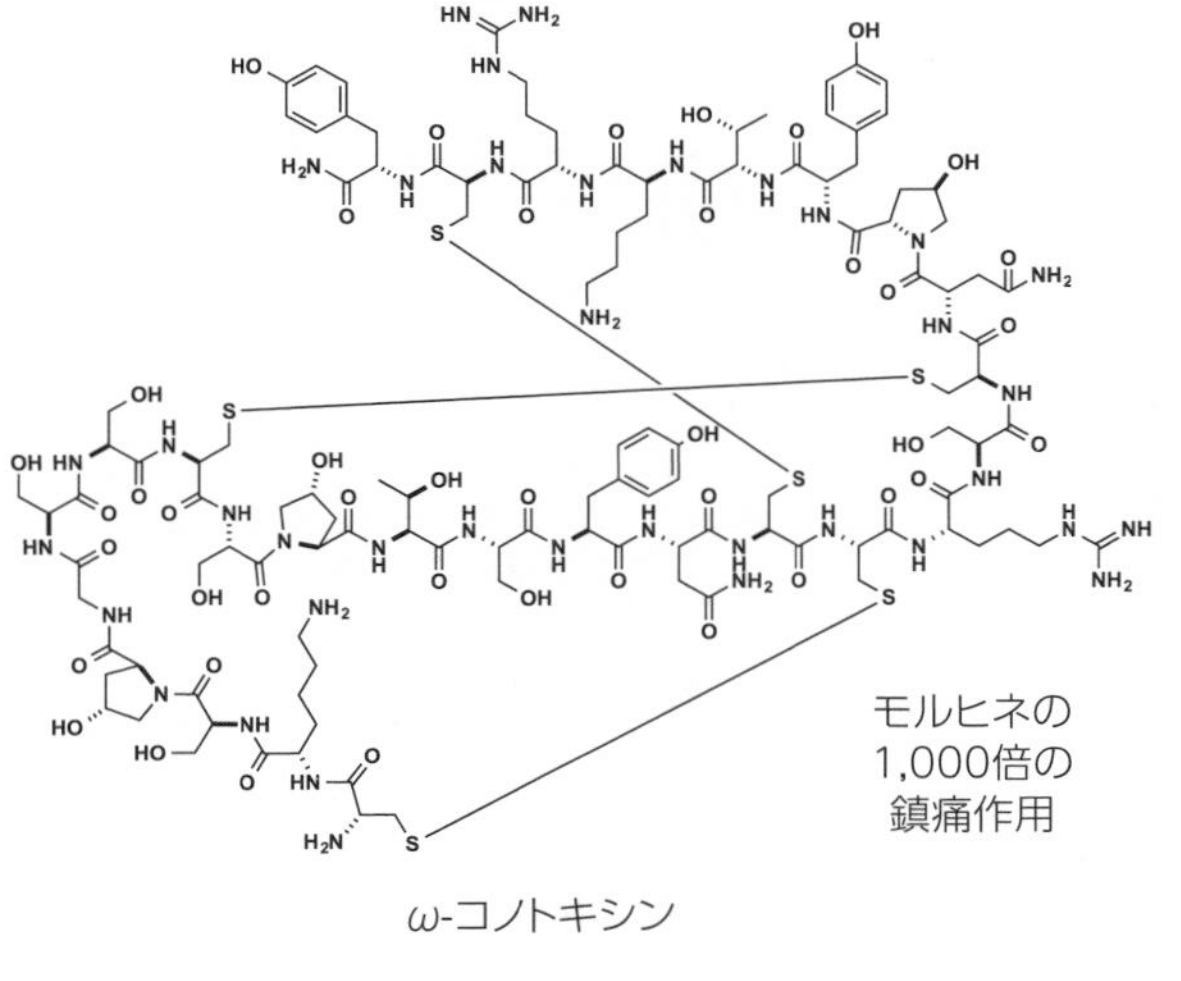

※8　N型カルシウムチャネル
神経細胞の膜に存在するタンパク質。膜内外の電位差を感知して開閉することで、カルシウムイオンが通過する小さい穴を形成。神経伝達物質の放出などカルシウムイオンに依存する生理機能の調節に中心的な役割を果たす。

②海綿から見つかった超微量抗がん成分：ハリコンドリンB

海綿は、最も原始的な多細胞動物です。英語でsea spongeといい、文字通りスポンジのように体の中に水を通す穴がたくさんあり、海水にふくまれるプランクトンなどをこし取り食べて生きています。岩にへばりついて一生動くことなく生きる地味な動物ですが、医薬品開発の世界では、魅力的な薬の種を数多く作ってくれる薬の宝庫として知られる生物です。

1986年、平田義正博士らの研究グループは、相模湾で採集したクロイソカイメンからハリコンドリンBという化合物を報告しました。この化合物は強力にがん細胞を死滅させる作用を示す一方で、動物に対する毒性は弱かったことから抗がん薬開発の対象として注目を集めました。しかしハリコンドリンBは、カイメン600kgからわずか10mg程度とほんのわずかしか得ることができず、さらに非常に複雑な化学構造を持っていたため、化学合成による実用化が非常に困難な状況でした。そのような中、幸運なことに、合成の過程で得られたハリコンドリンBの構造の一部に相当するエリブリンが、ハリコンドリンBと同等の抗がん作用を示すことが明らかとなりました（図表6）。こうして化合物発見から約25年の時を経て、2010年に乳がん治療薬ハラヴェンとして米国で承認されました。

ハリコンドリンBは、近年改めて薬を生み出す自然の偉大さを示してくれた、日本人が発見した天然由来の生理活性物質です。

図表6　ハリコンドリンBとエリブリンの構造

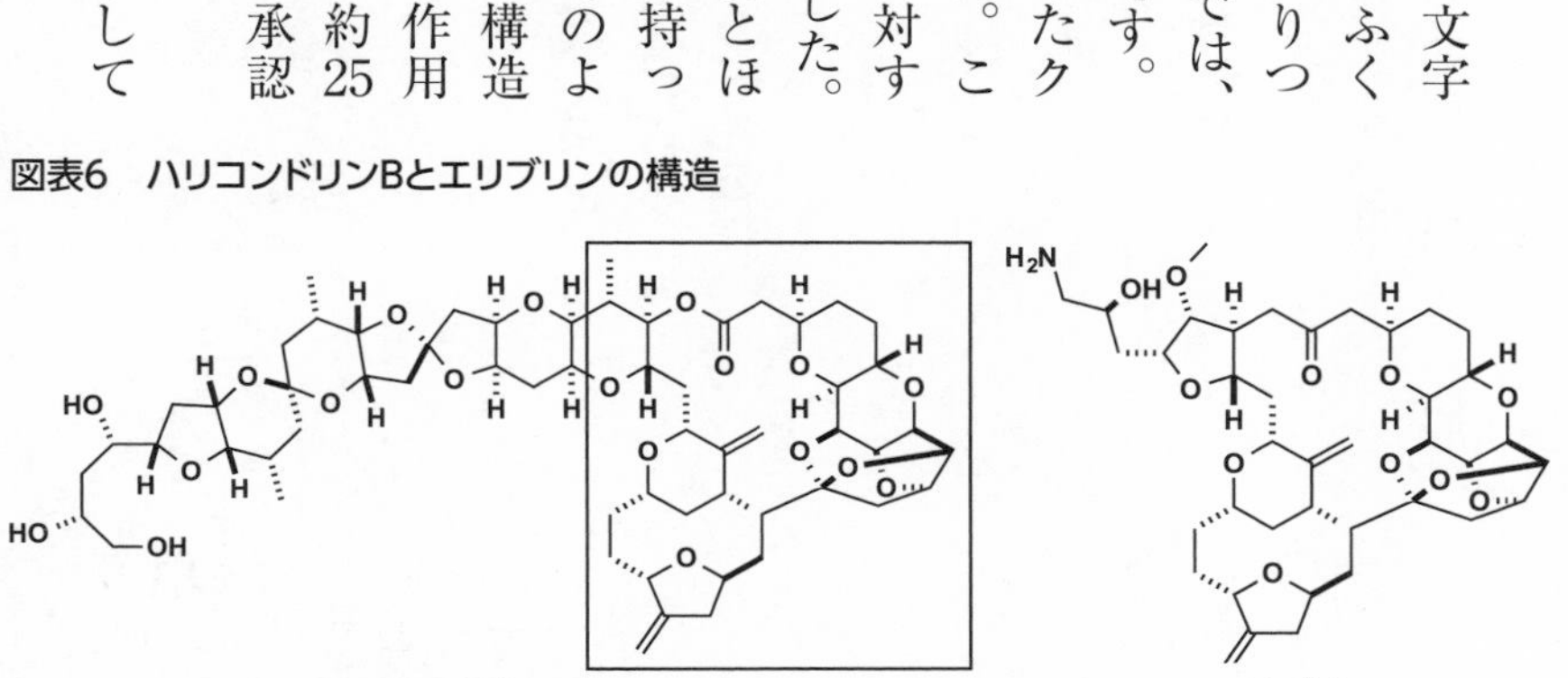

ハリコンドリンB　　エリブリン

ハリコンドリンBの右半分だけでも
決定的な抗がん作用を示すことが明らかとなった

健康食品にも休肝日を
～薬と健康食品との飲み合わせ

薬学研究科臨床薬学　客員教授／東北医科薬科大学　名誉教授
永田 清

ご自身で選んで市販薬や健康食品をお飲みの方は多いと思います。薬と薬の飲み合わせがあることは知られていると思いますが、健康食品と薬の飲み合わせや、その予測が難しいことはご存じでしょうか。ここでは私たちの今までの研究をもとに、薬と健康食品との飲み合わせの問題についてお話しします。

健康食品について

私たちは、健康食品やサプリメントという言葉を同義語のように使っており、それぞれを区別する規定は特にありません。以下で述べる健康食品にはサプリメントもふくむとお考えください。

さて、健康食品は、食品の中の「いわゆる健康食品」にふくまれています。ここには、効果・効能の表示が許認可制の「特保」と「栄養機能食品」、届け制の「機能性表示食品」がありますが、健康食品はそれ以外の「一般食品」にふくまれま

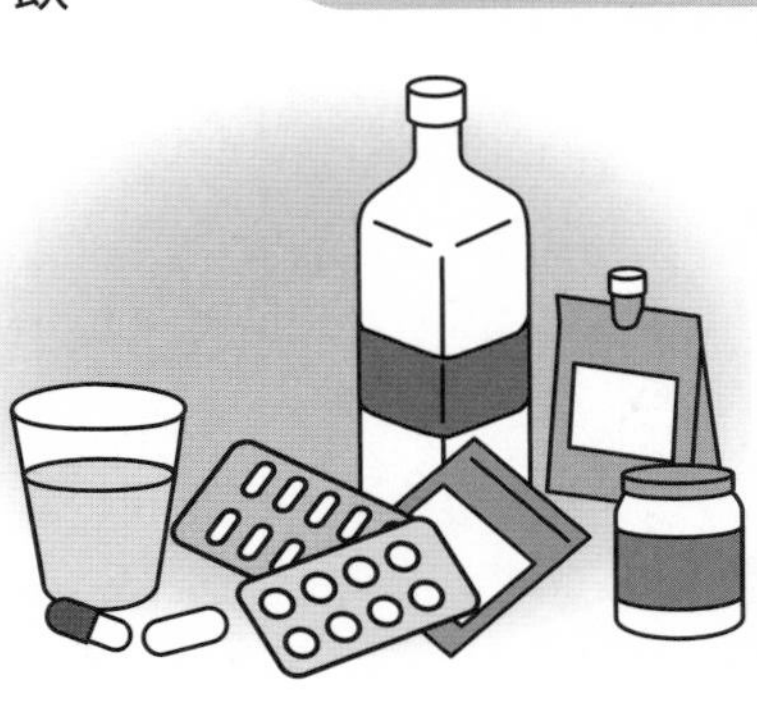

す（図表1）。従って、食品汚染や食中毒などの防止を目的とした食品衛生法を守れば、誰でも自由に健康食品を販売できます。

薬と健康食品との違い

効果があり安全性が認められたものが、薬です。薬を開発するに当たり、製薬会社は時間をかけて、多くの試験を行います。そして、薬を売るためには、それらの結果を国に申請し、厳しく審査を受けた後に初めて認められます。また、市販後の調査も行っています。

一方健康食品は一般食品ですから、こうしたことはまったく行われていません。従って、効果は確認されておらず、また、安全性は保証されていません。さらにちがう点は、薬は1つの成分しかふくんでいませんが、健康食品には含量の異なる数十〜数百種の化学物質（効果・安全性は不明）がふくまれています。さらに、わが国で販売されている多くの商品は、テレビなどで宣伝されているように、濃縮された複数種の製品が混ぜられたものです。

薬の飲み合わせと副作用発症

薬と薬の飲み合わせが悪い場合は、その副作用が問題となります。では、なぜ副作用が起こるのか。それを理解するために2つの重要なことを説明します。

図表1　健康食品とは

	食品			
	いわゆる健康食品			
	保健機能食品			健康食品
販売	特保 （特別許可制）	栄養機能食品 （自己認証制）	機能性表示食品 （届出制）	一般食品 **（自由）**
根拠法令	健康増進法・食品衛生法		食品表示法	食品衛生法
効果・効能の表示	消費者庁長官の許可により表示可能	定められた栄養機能のみ表示可能	消費者庁長官の許可により表示可能	不可

（厚生労働省ホームページより一部改変）

①なぜ薬は効くのか

薬は体の中に存在する作用部位[※1]に結合するからです。この薬の作用部位のほとんどは、私たちが生きていく上で大切な酵素や受容体などのタンパク質です。そして薬の多くは、その働きをおさえる（逆に活性化するものもある）ことで効果を発揮します。その効果を必要以上に出すと体に悪い影響が出ます。これが、副作用です（薬物アレルギーは異なる）。従って、効果がある薬には必ず副作用がともないます。副作用のないものは効かない、ともいえます。

②なぜ薬は飲む量が決まっているのか

飲んだ薬の量が少なければ効かないし、多ければ効果が出過ぎることは、おわかりでしょう。薬の有効な効果を得るためには、薬がその作用部位まで到達し、その周りでの適度な濃度が必要です。作用部位の周りの薬の濃度が高くなり過ぎると過剰刺激することになり、副作用が発症しやすくなります。

体に入ってきた薬の運命は

飲んだ後の薬はどうなるでしょうか。ここでは経口投与の場合のお話をします。その動きを図表2に示しています。飲んだ薬は胃を経由して小腸に行き、大半は小腸で吸収され血液に入ります。健康

※1 作用部位 薬を効かせたい体の場所。

図表2　体内に取り込まれたクスリの運命:作用部位が脳の場合

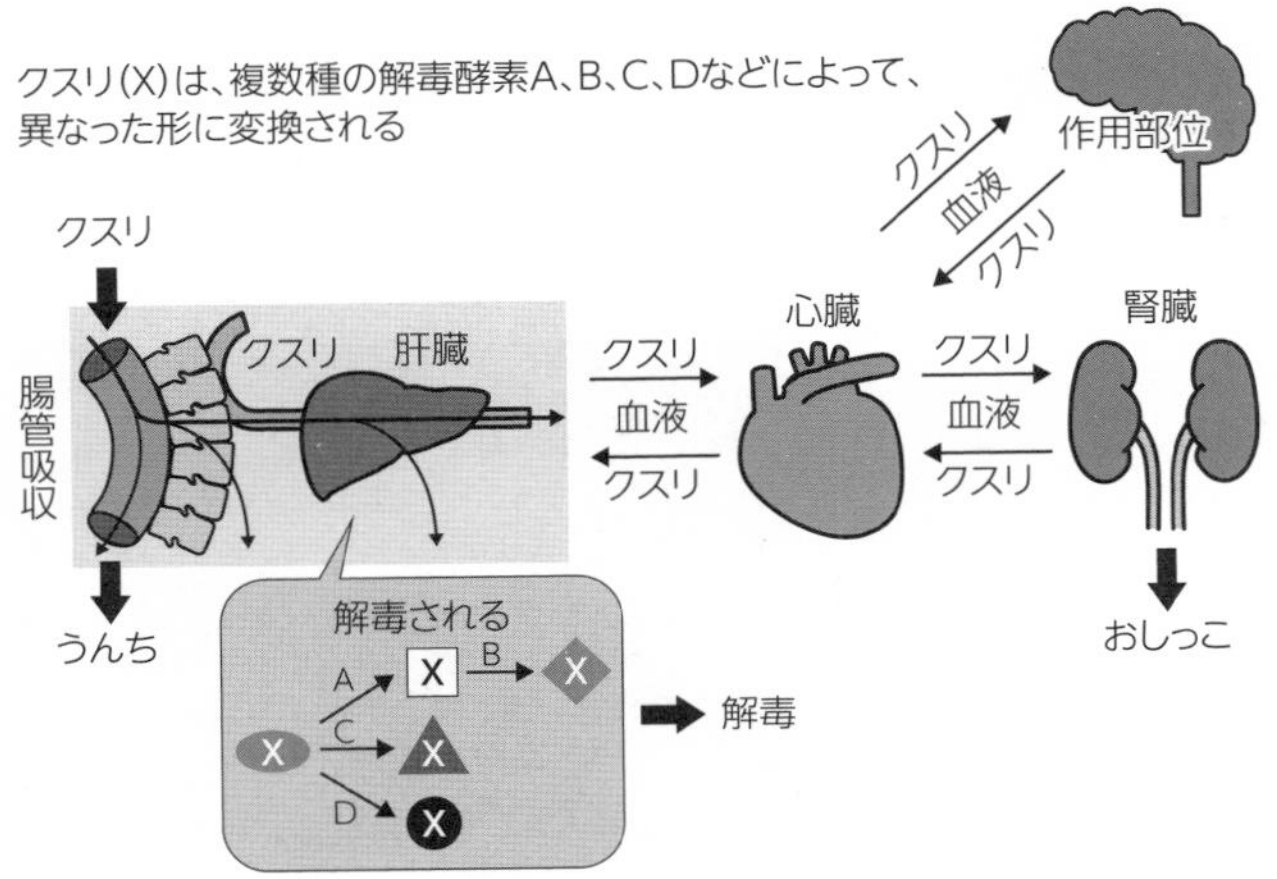

食品にふくまれる化学物質も同様に吸収され、血管を通して全身に運ばれます。しかし、直接全身に運ばれるのではなく、その前に必ず肝臓を通ります。

みなさんが肝臓と聞くと、一番に思い浮かぶことは何でしょうか。「肝臓は毒物の解毒を行う臓器」ではありませんか。実は、ここでお話しする内容のポイントは「肝臓の解毒酵素」です。そもそも、薬は毒物をもとに開発されてものであり、解毒酵素は毒物などの化学物質の悪い作用をなくすために、進化の過程で動物に備わったものです。でも、小腸から吸収された薬は、この解毒酵素によって肝臓で一度にすべて解毒されるわけではありません。図表3に示したように解毒されずに残ったものが作用部位にまで運ばれ、効果を表します。つまり、肝臓は沢山の毒物や薬が一度に体内に入ってくるのを防いでいるわけです。そして、最終的にそのほとんどはオシッコやウンチとともに体外へと排泄されます。

図表3　普通に飲んだ時の薬の量

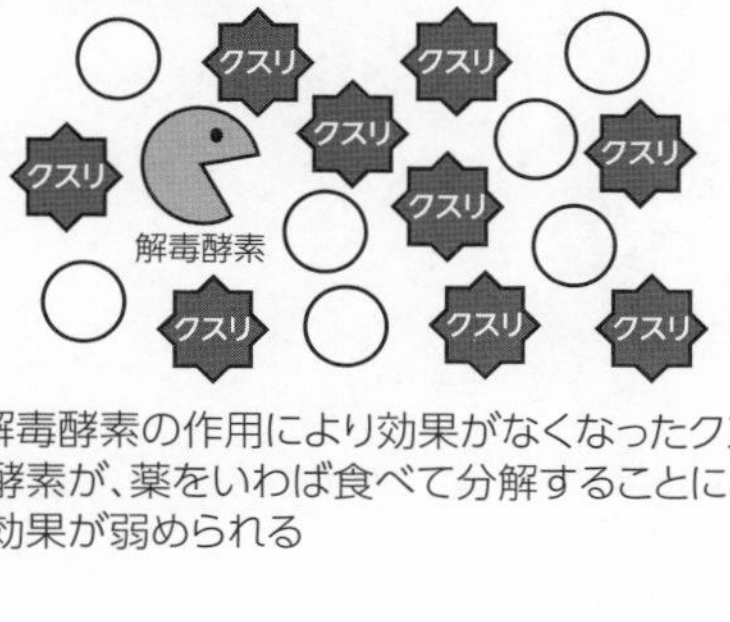

○=解毒酵素の作用により効果がなくなったクスリ
解毒酵素が、薬をいわば食べて分解することにより、
薬の効果が弱められる

薬と薬の飲み合わせについて

相性の悪い薬の飲み合わせは、なぜ、副作用を発症させるのでしょうか。それには、先に述べた薬の作用部位と解毒酵素が関わっています。それについて、詳しく説明しましょう。

まず作用部位については、飲んだ薬の作用部位が同じ場合、その多くに相加効果（1＋1＝2）が出ます。また、作用部位が異なる場合でも、結果的に同様な効果が出ると副作用発症の可能性が高くなります。

では、解毒酵素ではどうなるのでしょうか。ひとつは薬によって解毒酵素の「働きが弱まる」、もう一方は逆に「働きが強まる」が起きます。

「働きが弱まる」場合について、図表4に示したグレープフルーツジュース（以下GFJと略）の例で説明します。感覚的には「解毒酵素の歯にGFJがくっついて、薬を食べられなくなる」ような感じです。その結果、薬が十分に解毒されず、作用部位の量が多くなりすぎて、副作用が出ます。一方、「働きが強まる」は図表5に示すように薬によって解毒酵素が増えるため、薬の量が少なくなり、効かなくなります。

現在は、飲み合わせの悪い薬の組み合わせの情報はわかっていますので、薬の処方をコンピューターに入力すれば、ただちに判別できます。ただし、複数の病院に受診し、異なった処方せんが出された場合これは機能しません。最終的に薬の飲み合わせをチェックできるのは薬剤師です。だから、みなさんにはかかりつけの薬局を持つことをおすすめします。

健康食品と薬の飲み合わせについて

健康食品と薬との間でも、同様な理由で相互作用が発症します。ただし、この場合は解毒酵素の働きの変化によるものが多く見られます。先に、わが国で販売されている商品には複数種の製品が混ぜられており、

図表4　解毒酵素の働きが弱められた時の薬の量

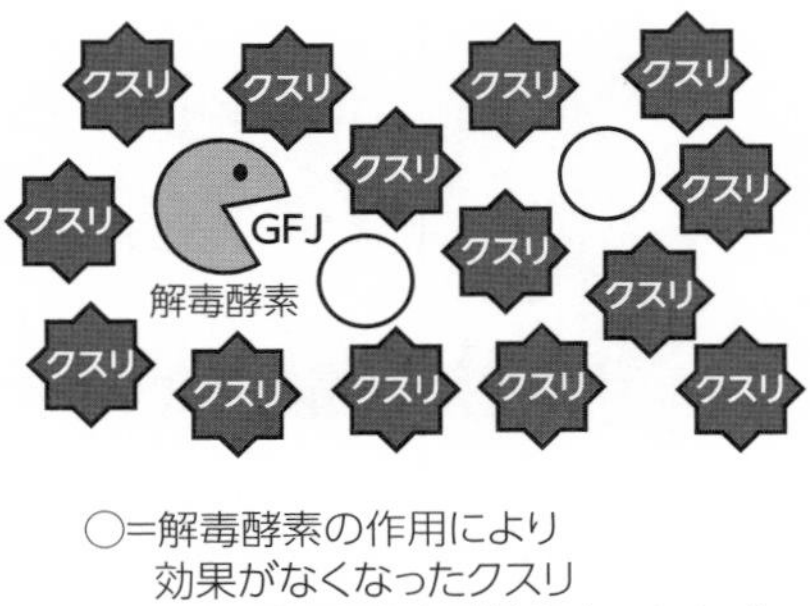

○=解毒酵素の作用により
効果がなくなったクスリ
GFJにより解毒酵素が薬を食べられず、
薬の効果が減らない

図表5　解毒酵素が増えた時の薬の量

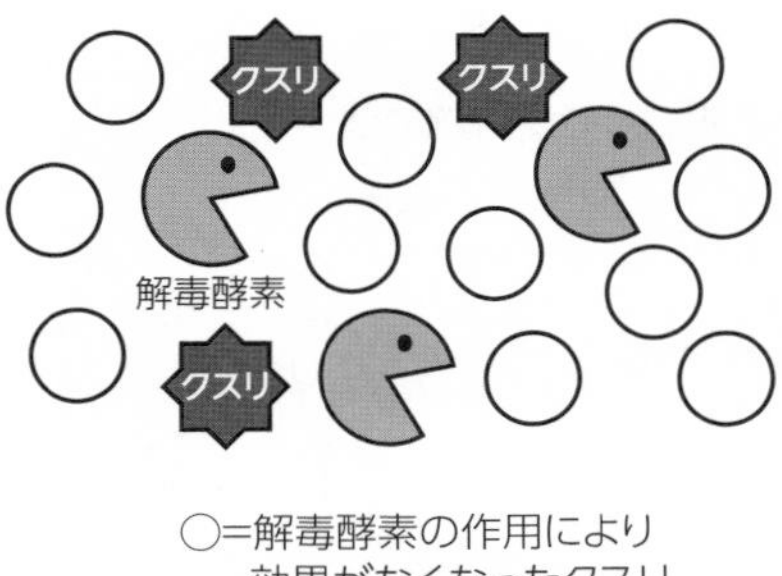

○=解毒酵素の作用により
効果がなくなったクスリ
薬の量が減り、効果も減る

不特定多数の化学物質がふくまれていることを述べました。生薬（ハーブ）と薬との相互作用についての学術報告は多くあります。しかし、複数種の製品が混ぜられた商品に対する学術研究の評価は低いために、ほとんど行われていません。また、単一の生薬もそうですが、これらにふくまれている成分やその含量が植物の種類、取れた場所や時期によって大きく異なるため、商品の製造ロットごとに結果は異なります。図表6は私たちが行ったプロポリスの解毒酵素の「働きが強まる」実験結果を示すもので、商品ごとにその程度は大きく異なることがわかります。薬と薬との相互作用は、化学構造がわかっている単一化学物質同士について考えればよいのですが、健康食品との相互作用を調べることは、不特定多数の化学物質がふくまれ、商品ロットごとにふくまれる量が異なるために、非常に難しいのが現状です。また、メーカーには薬との相互作用の報告義務がないために、自ら調べその情報を発信していません。これらから、健康食品と薬との相互作用を正確に予測することは、薬のような正確な情報がないために、非常に難しいといえます。

健康食品による毒性・副作用報告について

ところで健康食品は、病気に対してあるいは健康維持に効くのでしょうか。図表7に私たちが約900名に健康食品服用による健康効果・被

図表6　プロポリス商品の解毒酵素を増やす力のちがい

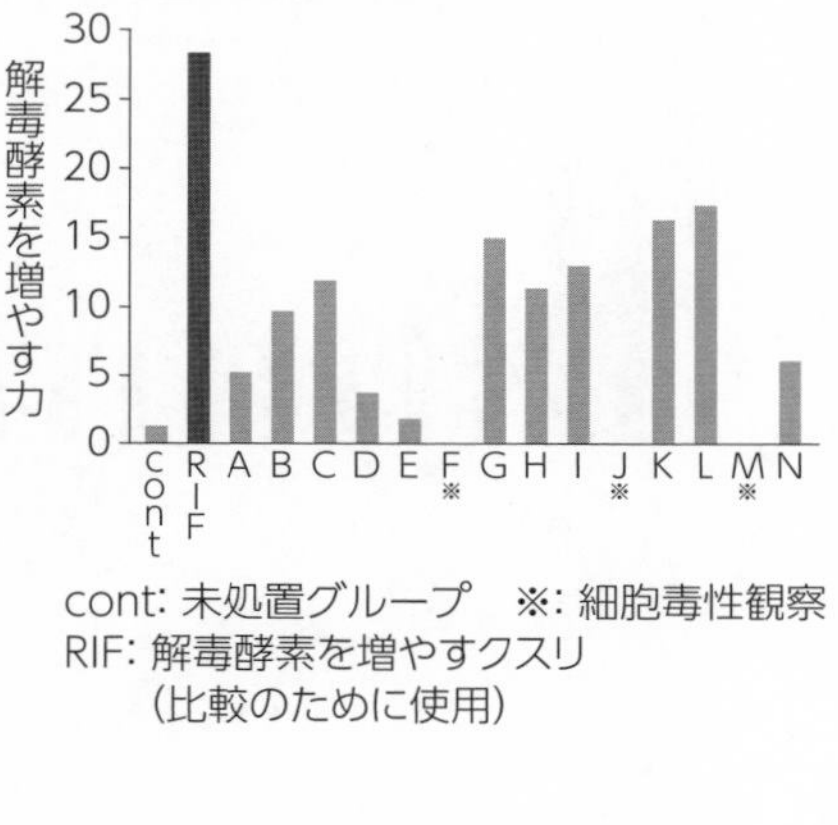

図表7　健康食品服用による健康効果・被害調査

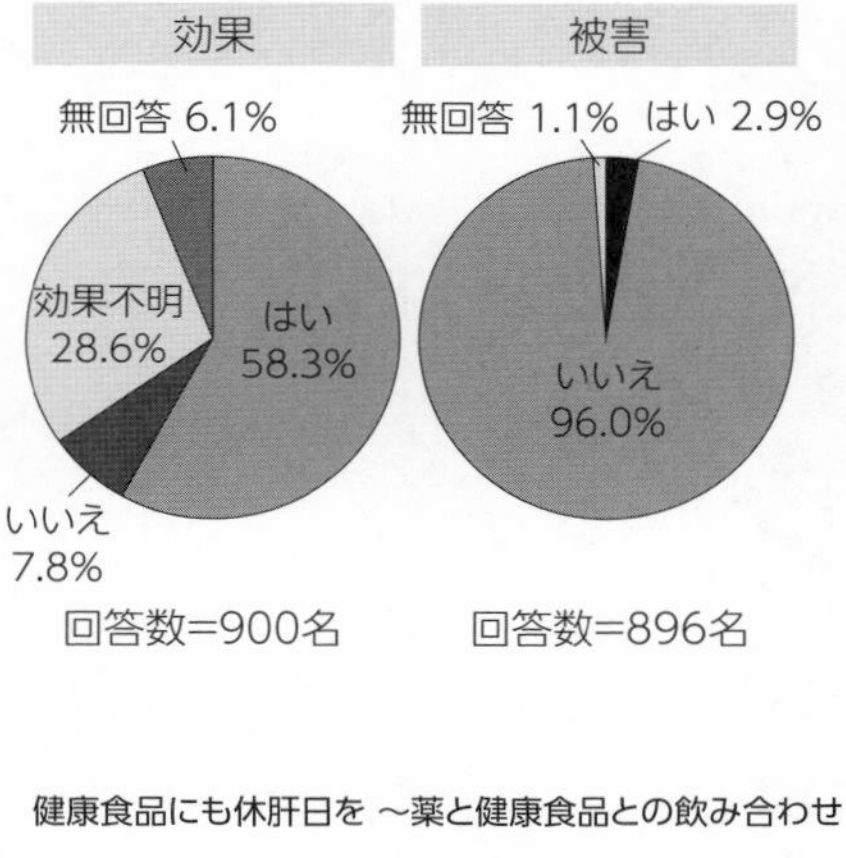

害の調査を行った結果を示しました。なんと約58％の人は何らかの効果があったと答えています。わが国で販売されている多くの健康食品にはアミノ酸、ビタミン、ミネラル、生薬などがふくまれています。そもそも、生薬は漢方薬の成分ですし、それ以外も私たちが生きていくために必須なものです。だから、体に何かの影響があってもおかしくありません。加えて、健康食品を服用したことによる安心感や効果への期待感、信頼感などによるプラセボ効果[※2]もあるでしょう。仮に明確な効果が確認されれば、医薬品医療機器等法の規制対象となり、食品として自由に販売できなくなります。

一方、健康食品の服用ではどれほどの被害報告があるのでしょうか。一般的に含量の少ない化学物質を食物として取る場合はあまり問題となりませんが、これを濃縮した健康食品の場合は、多量の化学物質を取りこむため、副作用発症の可能性が高くなることが予測されます。私たちの調査では約3％の人から被害の報告がありました。そして、健康食品による最も多い副作用（重い障害）は、肝障害と報告されています（図表8）。

※2 プラセボ効果
偽薬。薬と見分けはつかないが、薬の成分が入っていない。本来は薬としての成分が入っていない偽薬（プラセボ）を服用し、得られる効果のこと。

図表8　健康食品による臓器別被害報告件数

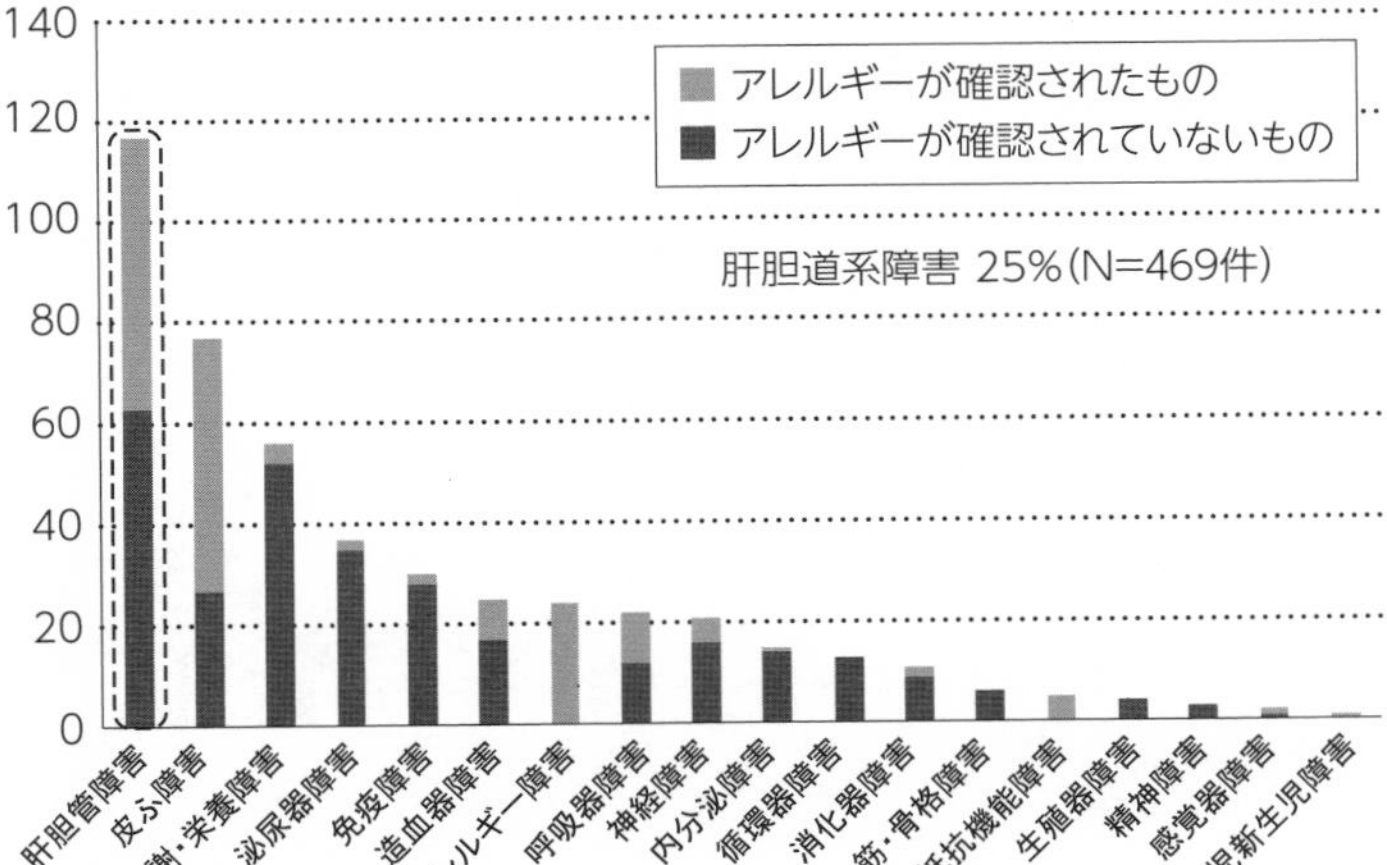

(Koike. et al. Jpn. J. Drug Inform., 14, 134〜143(2013))

なぜ健康食品は肝障害を起こしやすいのか

実は、薬で最も多く起こる重い副作用も肝障害です。そして、肝障害の全患者さんの約10％の方は、健康食品が原因だと報告されています。図表9に肝障害を引き起こす健康食品を示しました。最も多いのはウコン（約25％）です。ウコンは肝機能を改増進するとうたわれ売られていますが、飲み過ぎるとかなりの率で肝障害を起こします。

なぜ薬や健康食品を飲むと肝障害が発症しやすいのでしょうか。そのひとつの理由は肝臓に解毒酵素があるからです。実は解毒酵素は薬を解毒する一方で、肝臓の細胞に対して毒性を示す物質も作っているのです。そして、解毒されやすい薬を多量に服用すると、肝障害発症の確率も高まることが報告されています。

図表9　健康食品や民間薬による肝障害発生報告

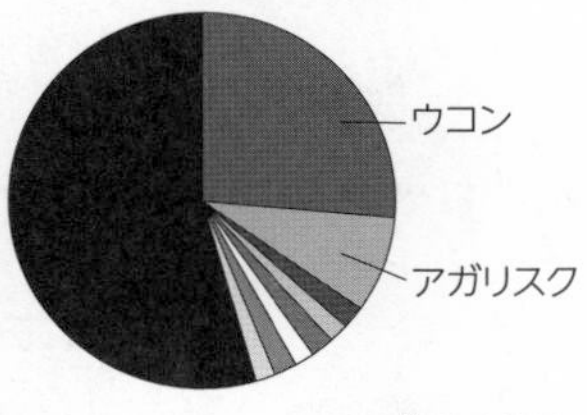

■ウコン――29件 24.8％
■アガリスク――9件 7.7％
■プロポリス
■プロテイン
■杜仲茶
□フコダイン
■ロイヤルゼリー
■青汁
（プロポリス～青汁）各2件1.7％
■その他――55件 50.5％

（恩地森一　その他、肝臓、46、142-148（2005））

図表10　細胞および解毒酵素に影響が観察された商品数

分類	細胞毒性	酵素を増やす	酵素を弱める
CoQ10系	0/4	0/4	0/4
DHA系	0/3	0/3	0/3
SJW系	2/2	2/2	2/2
α-リポ酸系	0/2	1/2	0/2
青汁系	0/10	3/10	0/10
アミノ酸系	1/6	0/6	0/6
イソフラボン系	0/10	1/10	1/10
ウコン系	2/4	3/4	3/4
牡蠣系	0/3	0/3	0/3
コラーゲン系	1/12	0/12	3/12
グルコサミン系	12/12	0/12	2/12
クロレラ	1/7	2/7	0/7
酢系	0/6	0/6	1/6
セサミン系	0/3	2/3	3/3
植物	4/7	3/7	1/7
ダイエット系	3/9	8/9	6/9
乳酸菌	0/5	0/5	0/5
にんにく系	1/10	5/10	1/10
ビタミン系	3/18	3/18	4/18
ビタミン＆ミネラル系	0/3	3/3	2/3
ミネラル系	4/15	1/15	1/15
野菜系	0/3	2/3	1/3
ベリー系	0/11	1/11	0/11
ロイヤルゼリー系	0/3	0/3	0/3
動物系	0/1	1/1	0/1
酵素系	0/2	0/1	1/1
茶系	0/1	0/1	0/1
プロポリス	1/1	1/1	1/1
合　計	35/176	42/176	33/176

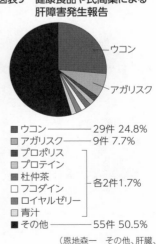

健康食品にも休肝日を

では、どのような性質の健康食品が肝障害を起こしやすいのでしょうか。私たちの研究結果（解毒酵素に与える影響）の、点線で囲った4商品に注目してください（図表10）。この中でウコンは秋ウコン（カレーの香辛料）、ダイエット系はフォルコリ（インド原産の植物）をふくむ商品、セントジョーンズワート（ヨーロッパ原産の多年草）およびプロポリス（ミツバチが作る抗菌物質）商品は、いずれも解毒酵素を増やす一方でその働きを弱め、しかも細胞毒性※3を示します。これらには、おそらく解毒酵素によって毒性物質に変換される化学物質がふくまれると思われます。

健康食品の使用状況のアンケート調査結果（図表11）から単純に計算すると、1年以上毎日健康食品を取っている人が約32%もいることになります。このように長期にわたって毎日、特に先に述べた健康食品を取っている人は、肝障害を発症しやすくなります。これに加え、長期に服用する薬を飲んでいる人が、同時にこうした健康食品を取ると、薬との相互作用のみならず肝障害発生の確率がさらに高くなります。

では、どうすればよいのでしょうか。薬の場合は医師に相談する必要がありますが、健康食品を取っていて体の不調を感じた時は、ご自身で飲むのをやめていただければよいでしょう。そしてできれば、みなさんが取っている健康食品にも「休肝日」を設けてください。

※3 細胞毒性
細胞に有害な影響を及ぼす性質。

図表11　健康食品の服用回数と使用期間

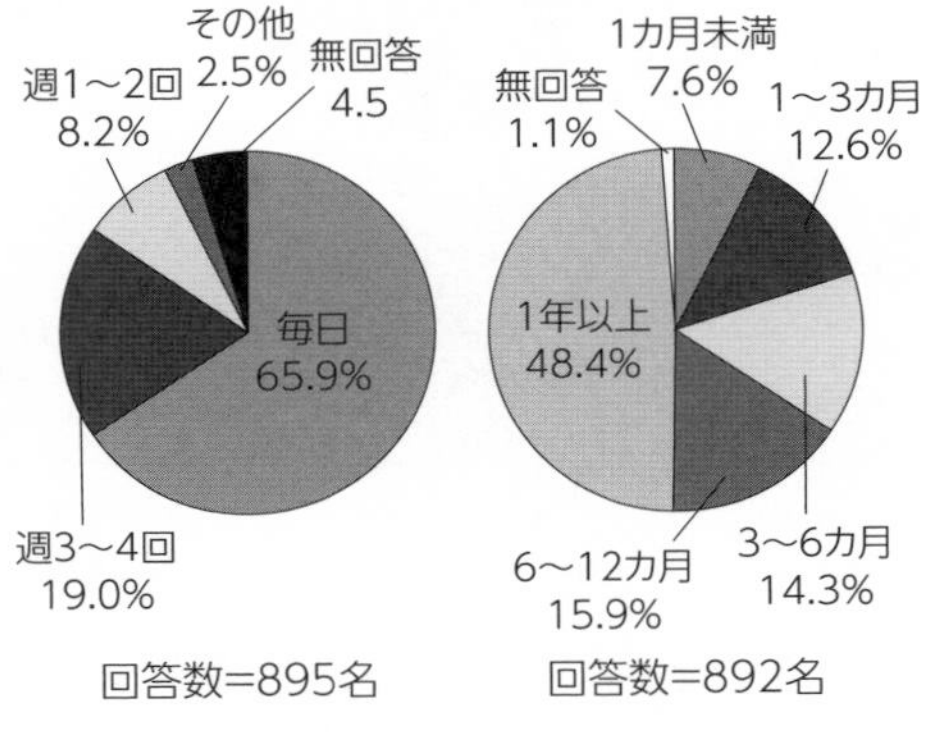

コラム
Column 4

「名市大ブックス」の処方箋
～良薬は口に苦し

名古屋市立大学総務部広報室　室長　小松 一哉

「良薬は口に苦し」とは孔子の言葉です。文字から察すると、「よく効く薬は苦いが、よく病気を治す」と受け取ることができます。一方で苦くない薬も健康状態を改善するものは多々あります。

では「名市大ブックス」を読むと……薬のような効果を期待するのは難しいですよね。でも、読者のみなさんの感想やご意見から、こんな読み方、こういった効果、このような活用の仕方もあるんだ、と気づかされることがあります。

「読んだだけで健康を意識するようになった」
「読んだ時は『ふーん』だったけど、何かあった時に『あっ、これ！』とちょっとうれしくなる。それはそれで変だけど、とても参考になった」
「両親へプレゼントしたら、すごく喜ばれました」
「全巻あって、まだ読んでない巻もあるけど、日常的に何かのきっかけで辞書を引くようにページをめくる機会が多々あります。助かっています」

あまり書くと過大広告のように思われてしまいますので、これくらいにしておきますが、書店本部の仕入担当者からも「大学の教授らが一般向けに書いた本は貴重だと思います」とも言っていただいています。みなさん、貴重なご意見、ありがとうございます。

ところで「良薬は口に苦し」の本当の意味はご存じでしょうか。小学館のデジタル大辞泉には「よく効く薬は苦くて飲みにくい。よい忠告の言葉は聞くのがつらいが、身のためになるというたとえ」と記載されています。本書は、「健康」や「医療」をテーマに、本学の教授や医師らがわかりやすく解説しています。時には、身に覚えがありドキッとする内容もあるかもしれません。執筆者も社会に貢献し、読んでいるみなさんのためを思って書いているのです。読んだ感想やご意見は、とても参考になります。下記メールアドレスに、ぜひともお寄せください。

「名市大ブックスは口に苦し、されどわかりやすし」をこれからも目指します☆

〈名市大ブックスへのご意見・ご感想はこちらまで〉
ncu_books@sec.nagoya-cu.ac.jp（名古屋市立大学 総務部広報室あて）

高齢者と薬 ～注意すべき点と薬の飲み方

医学研究科脳神経内科学　東部医療センター　教授　山田 健太郎

高齢になると、薬が必要になることが増え、体の変化に応じて薬の働き方も変わってきます。薬の量が増えたり効き方が変わったりすると、不安になることも多いと思います。高齢の方が薬を飲む際の注意点と、上手な薬とのつきあい方についてご説明します。

高齢者の体の特徴と注意すること

高齢者では、加齢とともに、臓器の予備能[※1]が低下します。それにより薬の吸収・代謝・排泄のしかたが変化して、同じ薬を同じだけ使っても、相対的に多過ぎとなり、薬効も有害事象[※2]も若い人よりも起こりやすくなります。したがって、少量から開始して注意して様子を見るのが原則です。一方、副作用が心配のあまり薬を減らし過ぎると、薬の効果が弱くなり、内服している意味がなくなってしまうこともあります。

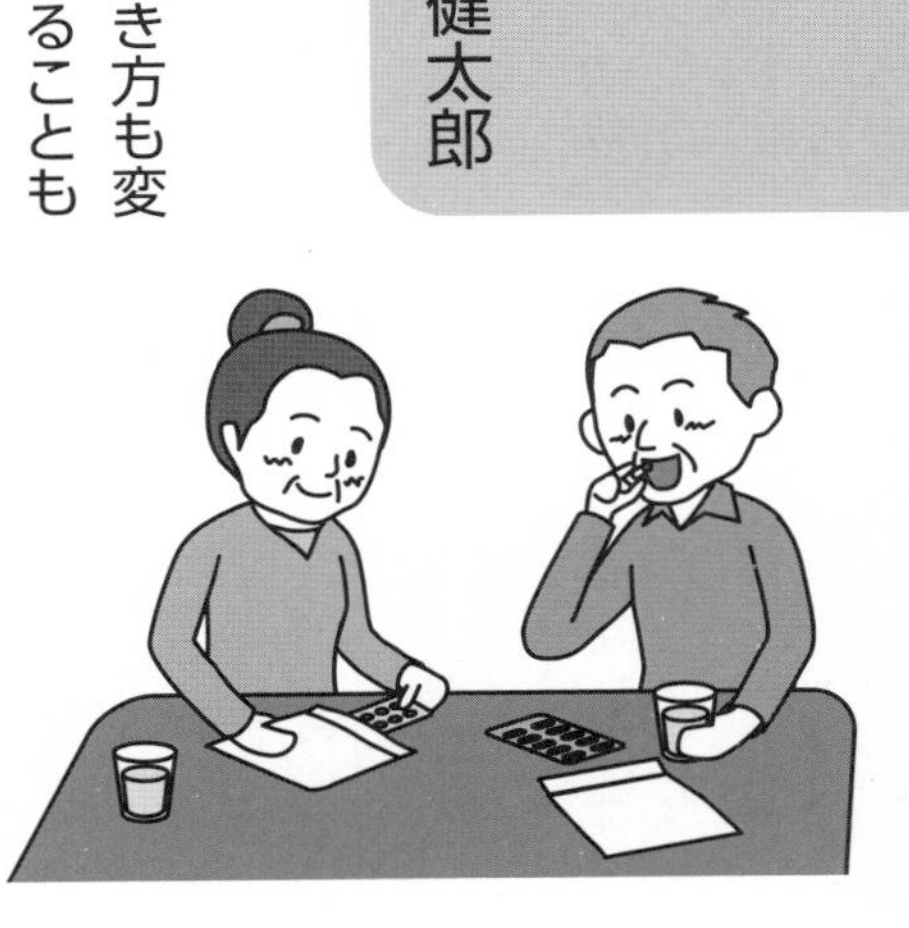

※1　予備能
病気や支障が起きても、その臓器の機能がある程度保たれること。

※2　有害事象
薬が投与された際、その薬との因果関係は不明でも、患者に起こるあらゆる好ましくない、あるいは意図しない症状や病気。

たとえば睡眠薬は、若年では適切に排出されるので朝まで残ることはあまりないのですが、高齢者では代謝に時間がかかるようになり、朝に残りやすくなります。その影響で、たとえばベンゾジアゼピン系の薬剤は高齢者の転倒のリスクになります。一方、脳梗塞《こうそく》の予防に用いられる抗凝固薬※3を、高齢であるということで必要以上に減らした結果、脳梗塞を起こしてしまう方も時々います。抗凝固薬ですと出血という副作用へのご心配はあると思いますが、脳梗塞予防という本来の目的を達せられないと意味がありません。

　また、高齢者の病気の特徴として、慢性疾患が増え、治療が長期間になり、同時に治療する疾患も複数になります。また、さまざまな症状が起きやすいため、症状ごとに薬が処方され、それを続けることでさらに薬の数が多くなって、いわゆる多剤併用・併科受診になりがちです。

薬が増えていくしくみ

　薬は病気や症状に対して処方されます。たとえば、生活習慣病は加齢とともにかかりやすくなり、きちんとコントロールしないと将来の脳卒中や心臓病の危険を増やしてしまうので、コントロールのために薬が必要です。しかし薬を飲んでもなかなか治らないため、どうしても薬の量も増えていくことになります（図表1）。

　さらに、高齢者は、どうしてもいろいろな症状が気になりがちで、症状に合わせて専門の科にかかり、診察の結果その症状を治すための薬が処方されます。そ

図表1　高齢者では加齢とともに薬が増えていくイメージ

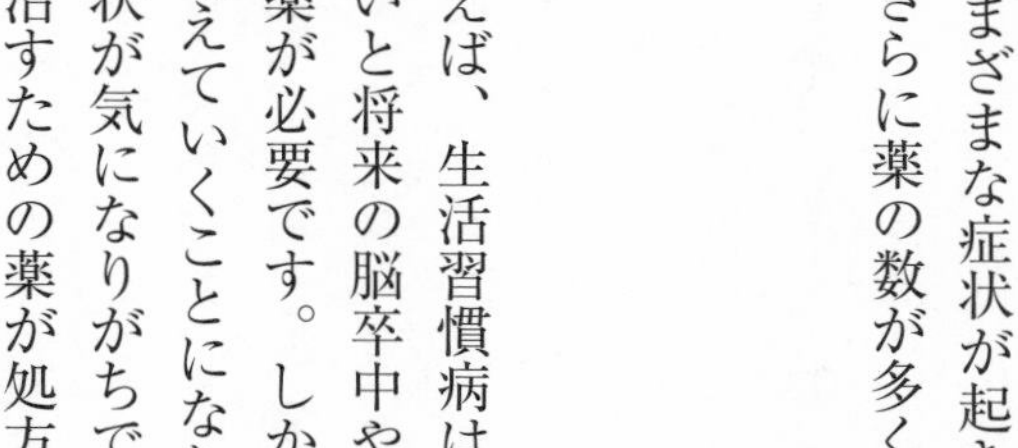

※3　抗凝固薬
血液を固める凝固因子の働きをおさえ、血液をサラサラにし、血栓ができるのを予防する薬。鼻血や、皮下、歯ぐきなど各所で出血しやすくなる副作用がある。

れがくり返され、薬の種類が増えていきます。ひとつひとつの薬は必要な薬で、でもだんだん数が多くなってしまいます。

薬が増えていくもうひとつのしくみは、「処方カスケード」といわれるものです（図表2）。これは、服用中の薬の副作用が別の症状と誤認されて、新たな薬が追加されるというものです。これは、同じ医療機関の1人の先生にずっとかかっていても起きてしまうことがあります。たとえば、高血圧の患者さんが、血圧を下げる薬（降圧薬）を飲んでいて、その副作用でむくみが出ることがあります。むくみは、心臓に負担がかかった心不全といわれる状態でも起き、病態としては心不全のほうが困った状態なので、心不全の薬が追加されてしまいます。あるいは、認知症で処方されることが多い抗認知症薬のコリンエステラーゼ阻害薬には、尿失禁の副作用があります。しかし、認知症の患者さんの多くは高齢で、高齢者では膀胱《ぼうこう》の筋力が低下して、尿失禁を起こしやすくなっています。ですから、認知症で抗認知症薬を内服している患者さんに起きる尿失禁は、副作用とは限りません。むくみも尿失禁も、薬をやめれば改善する可能性があります。しかし薬をやめる判断はなかなかしにくく、副作用であると気づきにくいために薬を継続して、さらに追加の薬で対処することで、薬が増えていきます。

こういった経緯で、多くの薬を飲み続ける「ポリファーマシー」

図表2　処方カスケード

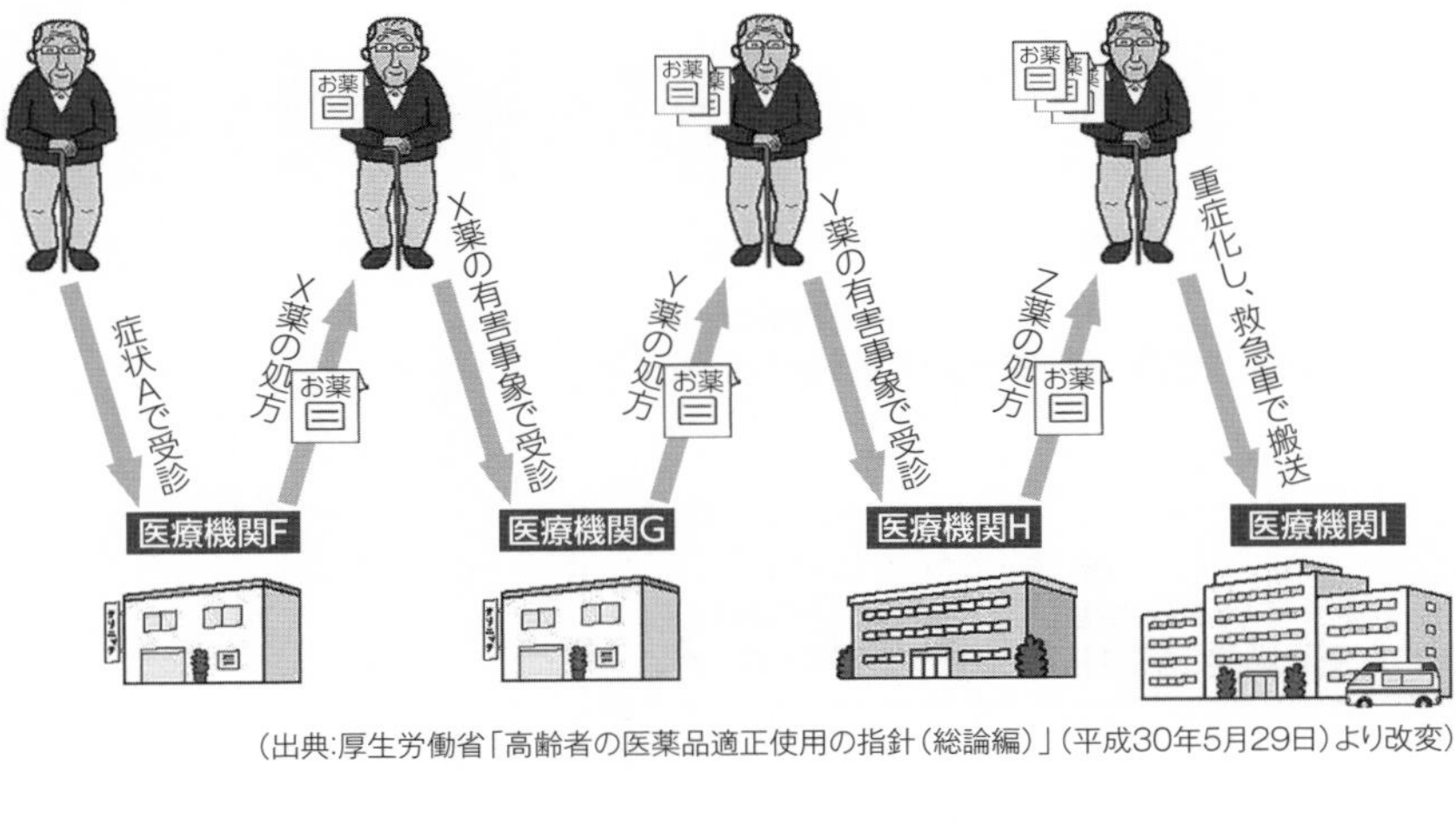

（出典:厚生労働省「高齢者の医薬品適正使用の指針（総論編）」（平成30年5月29日）より改変）

の状態が生じます。ポリファーマシーとそれにともなう有害事象は、入院患者の1割で生じ、特に6種類以上の薬を服用している患者で多いといわれています。また、外来でも5種類以上を服用している方で転倒が多くなると報告されています。

ポリファーマシーをさけるために行うこと

では、こういったことにならないためにはどうしたらいいでしょうか。かかりつけ医とかかりつけ薬局を持つことと、お薬手帳を有効に活用することです。複数の病院やクリニックにかかったら、かかりつけ医の中心になる先生を決め、全体を把握して考えてもらうようにすれば、薬の優先順位を考えたり、副作用の可能性に気づいてもらえたりできます。ある症状に対して処方された薬を、症状が治まった後も漫然と飲み続けないことも大切で、そういったことをさけるためにも、かかりつけ医に全体を知ってもらい、アドバイスを得ることが大切です。

これは、かかりつけ薬局でも同じで、薬を受け取る薬局を1つにすることで、飲んでいる薬をかかりつけ薬剤師さんが確認して、副作用が起きないよう調整できます。

今は、どこの病院やクリニックでも、お薬手帳をすすめると思います。みなさん、お薬手帳をお使いですか。シールをもらって、はらずにそのまま捨ててしまっていませんか。できれば、病院やクリニックごとに別々のお薬手帳を持つのではなく、1つのお薬手帳にまとめて、処方薬の全体を把握なさるとよいでしょう。お薬手帳でわかる情報はたくさんありますので、ふだんの診察の際も救急受診の際も必ずご持参ください。

薬を楽に確実に管理するために

今は薬もいろいろで、1回の服用で効果が1日持続するものがあったり、2〜3種類の薬を1つにまとめた「合剤」というお薬があったりします。飲み忘れを防ぐための方法としては、①服薬数を少なくすること、②服薬方法を簡単にすること、③錠剤の種類を工夫することなどがあり、これらは、かかりつけの先生や薬剤師さんにご相談ください。

また、高齢になって困るのは、目や耳、手が不自由になって細かいことが面倒になったり、薬が開けにくかったり、きちんと服用できなくなったりすることです。数が多いと、錠剤をシートから出すだけでも大変です。担当の先生やかかりつけ薬局にご相談いただければ、朝の薬、昼の薬、夕の薬、寝る前の薬、というふうに「一包化（図表3）」して受け取ることができます。

一包化のメリットは、まず開封しやすいこと、その結果飲み忘れが減ること、薬をなくしにくくなることです。一方デメリットとしては、途中で中止になった薬があると、その薬を取り分けづらいことや、薬局での手間がかかるため薬代が少し高くなることがあります。

図表3　一包化

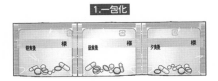

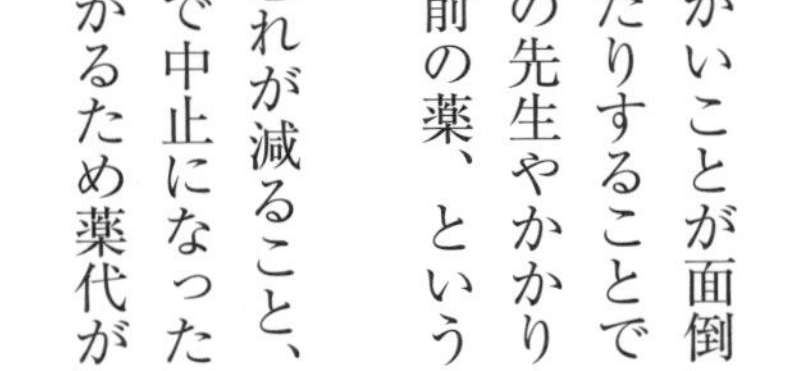

（図表3･4　日本老年医学会、日本医療研究開発機構研究費･高齢者の薬物治療の安全性に関する研究研究班編集「高齢者の安全な薬物療法ガイドライン2015」p.19より）

このほかに、服薬カレンダーや、お薬ケースを用いて管理していく方法（図表4）もあり、最近ではスマホのアプリもあります。ケアマネージャーさんや薬剤師さんとよく相談して、使いやすい方法で管理をしましょう。

薬は相談や確認が大切

高齢の方の薬の飲み方についてまとめました。高齢者の体の特徴を理解して、必要な薬を少量から確認しながら始め、必要な薬を必要な量、服用していくことが大切です。薬の種類やその飲み方、どの薬を優先するのかは、かかりつけの先生や薬剤師さんとよく相談して考え、お薬手帳を使って確認していきます。この時、症状に対して処方された薬を漫然と続けることがないように注意しましょう。

また、飲み忘れを防ぐ方策はいろいろあるので、気軽にかかりつけの薬剤師さんに相談してください。

図表4　飲み忘れを防ぐためのツール

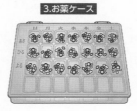

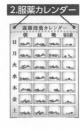

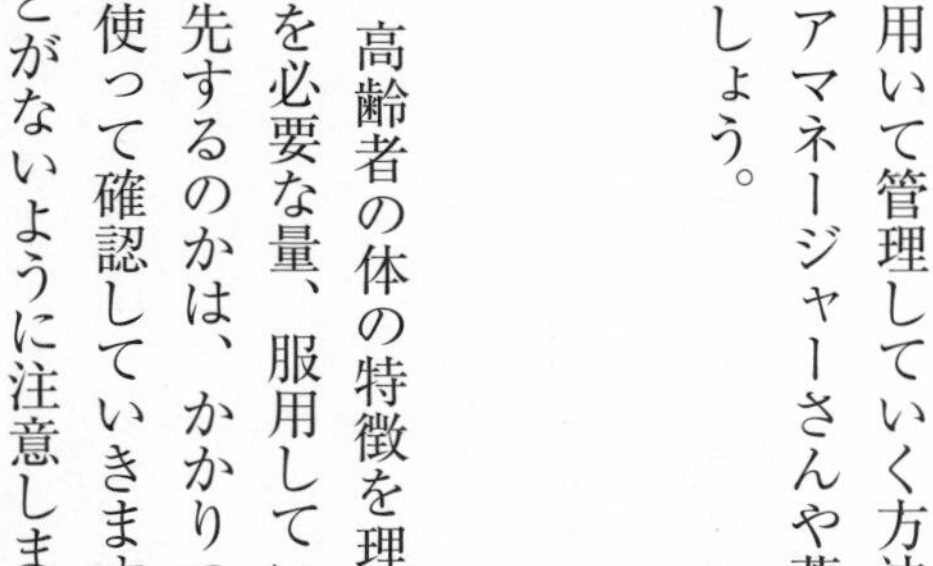

子どもと薬

医学研究科新生児・小児医学　教授　齋藤 伸治

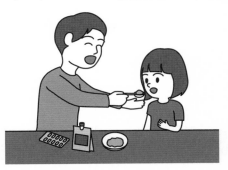

神経の病気が専門の小児科医として、これまで多くの子どもたちに数多くの薬を処方してきました。子どもが薬を飲んでくれず困るとの相談を受けることは多く、処方した薬を飲んでいないことに気づいてがっかりすることもあります。ここではみなさんと、子どもが薬を飲むことについて考えてみましょう。

子どもが薬を飲むのはどんな時

おそらく、かぜをひいた時がまず思い浮かぶことでしょう。小児科の一般外来を受診される場合の多くは発熱やせき、鼻水、つまり、かぜですね。次に多いのは下痢《げり》嘔吐《おうと》です。こちらは胃腸かぜと呼ばれることもあります。前者ではせき、鼻水、発熱の薬がよく出されています。「かぜ薬」です。胃腸かぜでは整腸剤がしばしば処方されます。

一方、私の専門である小児神経外来では、てんかんの患者さんがたくさん受診

されます。てんかんはけいれんや意識消失発作をくり返す脳の疾患です。子どもでは100人に1人がかかる比較的多い病気です。てんかんの患者さんには、抗てんかん薬が処方されます。抗てんかん薬は最低でも2年間以上継続して服薬が必要な薬です。飲み忘れると発作が起こる可能性があるので、必ず毎日飲まなければなりません。

このように子どもの薬といっても、さまざまな種類があります。

薬の種類

薬には一時的に服用する薬と、長期間飲まなければいけない薬に分けられます(図表1)。一時的な服用の薬の多くは、症状をやわらげる「対症療法」の薬です。長期間飲まなければならない薬は病気の原因を取り除き治癒《ちゆ》を目指す、「原因療法」の薬が多いことになります。

服薬期間と薬の種類が完全に一致するわけではありません。しかし、子どもに薬を飲ませる時には、その薬が何のために、どのような目的で飲ませることが必要なのかを知ることが最も大切だと思います。それで、あえて単純化してまとめてみました。

図表1　薬の種類

種　類	服用期間	目　的
対症療法薬	一時的	症状をやわらげる
原因療法薬	長期間	病気の原因を取り除き治癒を目指す

・対症療法と原因療法

かぜで受診して、「かぜ薬」を処方された場合を考えてみましょう。発熱、せき、鼻水が症状であれば、熱を下げる解熱薬、せきをやわらげる鎮咳《ちんがい》薬や去痰《きょたん》薬、鼻水を少なくする抗ヒスタミン薬が処方されることがあるでしょう。これらはすべて「対症療法」であることがわかります。

ではかぜの「原因療法」はなんでしょうか。いわゆるかぜの大部分はウイルス感染症です。ウイルス感染症の「原因療法」はウイルスを退ける抗ウイルス薬ですが、インフルエンザウイルスなどほんの数種類のウイルスにしか抗ウイルス薬は存在しません。つまり、「原因療法」が可能なウイルス感染症はほとんどありません。

・「かぜ薬」は必要か

日本では、病院でも薬局でもかぜには「かぜ薬」との対応が一般的です。この「かぜ薬」の使用は日本だけでなく、欧米でも長く同じ状況でした。しかし、必ずしも期待する効果が得られないことや、副作用などが問題となり、欧米では見直されることとなります。アメリカ小児科学会は２０１３年に子どもへの「かぜ薬」を使用しないようにすすめています。その後、アメリカでは子どもへの「かぜ薬」の使用は大きく減っています。

・飲まなければならない薬

代表は「原因療法」の薬です。前述した抗てんかん薬は発作をおさえる薬です。効果を保持するには身体の中の抗てんかん薬の血中濃度を適切な値に常に保つことが必要になります。そのためには、必ず1日決まった回数（1〜2回）抗てんかん薬を服用しなければなりません。飲み忘れると血中濃度が低下し、予防効果が減少してしまいます。

このように必ず飲まなければならない薬は、ほかにもたくさんあります。たとえば、小児がんの患者の抗がん薬、小児内分泌《ないぶんぴつ》※1疾患の患者のホルモン薬、心臓疾患の患者の心不全薬や抗不整脈薬、アレルギー疾患の患者の抗アレルギー薬などです。これらの薬を飲んでいる子どもたちは例外なくきちんと毎日服薬を続けています。

・抗菌薬（抗生物質）は必ず飲まなければならないか

抗菌薬（抗生物質）は、細菌が原因で発症する疾患の治療には欠かせません。しかし細菌感染症であっても、多くは自然に自分の免疫の力で治ります。すべての細菌感染症に抗菌薬（抗生物質）が必要ではないことは、とても大切な知識です。一方、通常起こらない部位の感染症や、重症細菌感染症の治療には抗菌薬（抗生物質）が不可欠です。前者の代表が尿路感染症であり、後者の代表が細菌性肺炎です。どちらも入院治療の対象となります。

それでは、外来で抗菌薬（抗生物質）が必要な疾患はなんでしょうか。細菌性中耳炎や細菌性肺炎の原因となる細菌の大部分は肺炎球菌とインフルエンザ桿《かん》菌※2で、この2つにはワクチンが開発され、現在ではほぼすべての子どもが乳児期にワクチンを受けています。この肺炎球菌ワクチンとインフルエンザ桿菌ワクチン

※1　内分泌
分泌物を、排出管を通さず、内分泌腺（分泌細胞）から血液中などに放出すること。内分泌される物質がホルモンである。一方、汗、唾液、母乳などの分泌物は、排出管（外分泌腺）を通して体外に放出されるので、外分泌と呼ばれる。

※2　インフルエンザ桿菌
鼻やのどに住みついている細菌で、インフルエンザウイルスとは異なる。

（Ｈｉｂワクチン）の効果は絶大です。これらのワクチンがなかった時代と比べると、子どもの細菌性中耳炎と細菌性肺炎は激減しました。

子どもの発熱や上気道炎、気管支炎の原因のほとんどはウイルス感染症で、抗菌薬（抗生物質）は必要ありません。むしろ、不必要な抗菌薬（抗生物質）の投与は耐性菌を増やすことになり、大きな悪影響があります。前に述べた通りアメリカ小児科学会は、子どものかぜに抗菌薬（抗生物質）を投与することは意味がなく、すべきでないとしています。外来診療で抗菌薬（抗生物質）が本当に必要な子どもは少ないのです。

子どもにどのように薬を飲ませるか

子どもに必要な薬を飲ませるにはどうすべきかを考えてみましょう。多くの子ども用の薬は飲みやすいのですが、味が悪くて飲むのが大変な薬も存在します。その代表的な薬にプレドニゾロンがあります。プレドニゾロンは代表的なステロイド[※3]ホルモンで、白血病や重いアレルギー疾患の方には不可欠の、とても重要な効果の強い薬です。プレドニゾロンはとても苦くてそのまま飲むのは難しい薬です。しかし、プレドニゾロンを定期的に飲まなければならない子どもたちのほとんどはがんばって、きちんと毎日服薬を続けています。飲めない人は少ないのです。

この事実は、重要なことを教えてくれます。子どもが薬を飲めるか飲めないか

※3　ステロイド
両方の腎臓の上端にある副腎から作られる副腎皮質ホルモンの1つ。アレルギーや炎症をおさえる効果がある。

の最も重要な原因は、薬の味ではないということです。プレドニゾロンを飲ませる親は必死で、真剣です。処方する私たちも絶対に服薬が必要であることを親にも本人にも何度もていねいに説明します。つまり、親も本人も本当に納得してどうしても飲まなければならないことを理解することが重要なのです。

子どもに薬を飲ませるための手順を図表2にまとめてみました。

子どもに薬を飲ませる工夫

最近の子ども用の飲み薬は飲みやすくなっていますが、中には飲みづらいものもあります。その場合、子どもが飲みやすい工夫をすることは大きな助けになります。おもな服薬補助の方法を図表3にまとめました。

①オブラートは今でも薬局などで売っています。オブラートは口の中ではしばらくとけませんが、胃の中ですぐにとけて、薬の効果をじゃましません。薬と直接触れないので、味がわからない利点があります。しかし、すぐに飲みこまないととけて薬が出てきてしまいます。また、ゴワゴワしているため、小さな子どもはなかなか飲みこめず、結局口の中でとけてしまいます。ですので、理解の得られる年長の方に使用される古典的な方法です。

②ゼリーに混ぜて飲ませることが、年少者にはおすすめです。完全に味をかくす

図表2　子どもに薬を飲ませるための手順

ステップ1	親自身がその薬がなぜ必要なのかをしっかり理解する
ステップ2	子どもにその薬がなぜ必要で、飲まなければならないのかを十分説明する
ステップ3	飲めた時は大きくほめる（ごほうびを与える）
ステップ4	飲めない時は、しかるのではなく、どうすれば飲めるのか、いつ再チャレンジするのかを子どもと話し合う
ステップ5	それでもどうしても飲めなければあきらめる。本当にその薬が必要であれば入院して点滴などで投与する（飲めたら家に帰れると子どもに説明する）

図表3　服薬補助の方法

①オブラート
②服薬補助ゼリー
③チョコレートやアイスクリーム

ことはできませんが、するっと飲めるので、飲みやすく、嫌な味をほとんど感じずに飲むことができます。ゼリー自体に味があれば嫌な味がごまかされてよい場合もありますが、かえって変な味を感じることもあります。市販の一般的なゼリーでもよいですが、服薬補助専用のゼリーが複数薬局で市販されています。とてもよくできていて、おすすめです。

③とかしたチョコレートやアイスクリームといっしょに飲むのもよい方法です。チョコレート味は強いので、薬の嫌な味をおおいかくすことが多く、これなら飲めるという子どもも多いです。チョコレートアイスという方法もよいでしょう。

かかりつけ薬局、かかりつけ薬剤師の利用を

図表2の代表的な工夫以外にも、薬によってさまざまな工夫がされています。これらの情報は医師よりは薬剤師の方が得意です。薬局には必ず薬剤師がいます。薬局で薬をもらう時に、積極的に薬剤師に相談するのはとてもよい方法です。また、薬によってはいっしょに混ぜるものに制限がある場合がありえます。これらの情報も薬剤師はよく理解しているので、薬剤師に相談することはとても重要です。

最近はお薬手帳を用い、かかりつけ薬局・かかりつけ薬剤師を持つことがすすめられています。薬局はただ薬を受け取るところではありません。ぜひ、か

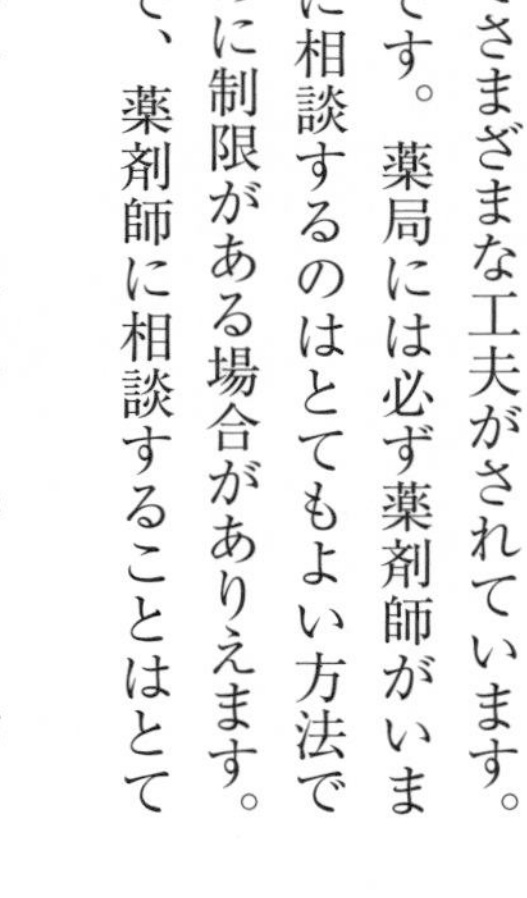

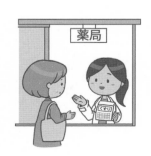

かかりつけ薬局・かかりつけ薬剤師を利用して、薬の飲ませ方なども気軽に相談してほしいと思います。かかりつけ薬剤師ができれば、その人が子どものことをよく知ってくれるので、親といっしょに子どもに薬を飲ませる工夫を考えてくれるでしょう。

健やかな成長のために

子どもたちの健やかな成長のためには、病気を適切に乗りこえることが必要です。そのためには、私たち小児科医や薬剤師と協働して取り組むことが大切です。子どもに適切に必要な薬を飲ませるには、子どものことをよく知っていていつでも相談できる、かかりつけ医とかかりつけ薬局・薬剤師を持つことが重要であることを強調したいと思います。

上手に薬を使って、子どもたちの健やかな成長を支えていくことができればと願っています。

お薬手帳を持ち歩いて急病に備えましょう

薬学研究科臨床薬学　非常勤講師　齊藤 将之

普段から飲んでいる薬の内容が急病の時にとても重要な情報になり、治療やその後の人生にも影響する場合があります。救命救急医療を担当する現場の薬剤師が実際に経験した例からお薬手帳の大切さについて紹介します。

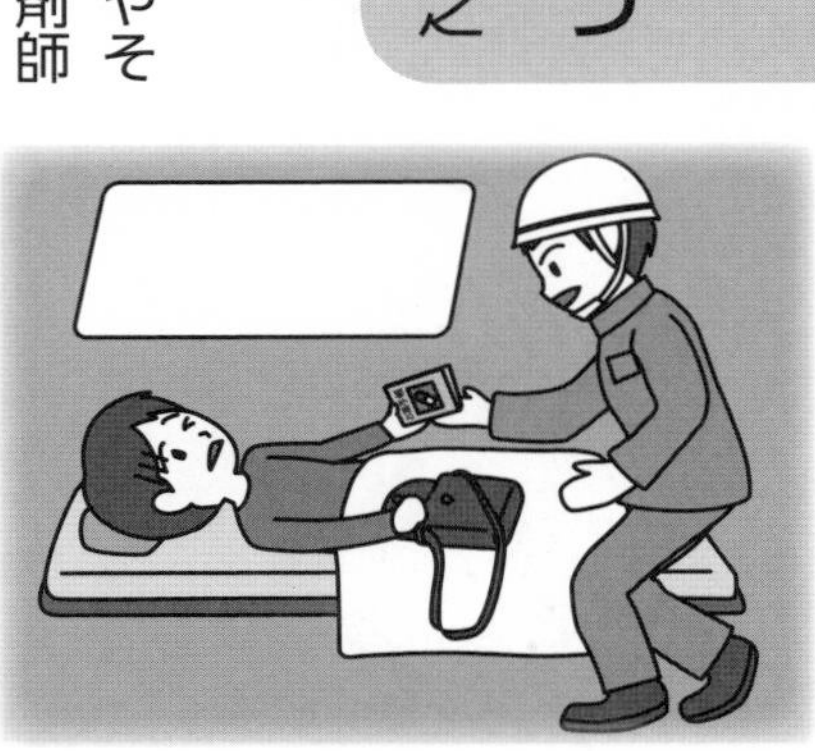

お薬手帳を持ち歩いていますか

お薬手帳とは定期的に受診しているクリニックや病院からいつ、どんな薬を処方してもらっているのかを記録しておく手帳のことです。２０２０年に内閣府が行った調査によると、お薬手帳を利用していると回答した人は全体の71・1％であり、70代以上では84・6％もの方が利用していると回答されています。それではお薬を受け取る時だけではなく、外出や旅行の時などにもお薬手帳を持ち歩いていますでしょうか。

ヒトは一般的に年齢を重ねるにつれてさまざまな病気にかかり、薬を飲むよ

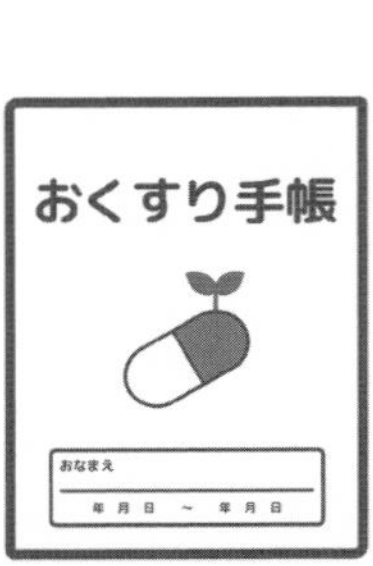

うになります。そして飲む薬の種類も年齢とともに増加する傾向があり、国内の報告では65歳以上の方は平均して6・6種類の薬を内服しているとされています。自分がどのような病気であるかを知っている方は多くても、自分が飲んでいる薬の名前をすべて正確に言える方は少ないのではないでしょうか。突然の病気や交通事故の時などは気が動転して薬のことを思い出せないかもしれません。２０２１年度の救急車出動件数６１９万件のうち71・４％にあたる４４２万人が急病や交通事故を理由に救急車を要請しており、年齢別に見ると全体の61・９％が65歳以上の高齢者です（図表１）。夜間であればかかりつけのクリニックが閉まっていたり、病院であっても夜間は救急車の搬送数が多く勤務するスタッフも限られていたり、状況によっては受診が難しい場合もあります。さらに旅先ではまったく自分の病気や薬の情報を知らない医療従事者が対応をすることになります。このような時にお薬手帳があると、どの医療機関で受診しても現在飲んでいる薬の内容と種類だけでなく、アレルギーなどの大切な情報も正確にわかるので、診察や治療を安全に進めることができます。

「薬を替《か》える」ということは簡単ではありません

医療機関に入院する場合となっても、患者さんの病名がわかれば一時的には効果が似たる薬で代用できますが、どうしても薬を切り替えることが難しい薬もあります。

図表1　高齢者の救急搬送割合の推移

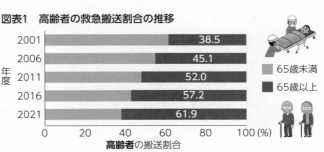

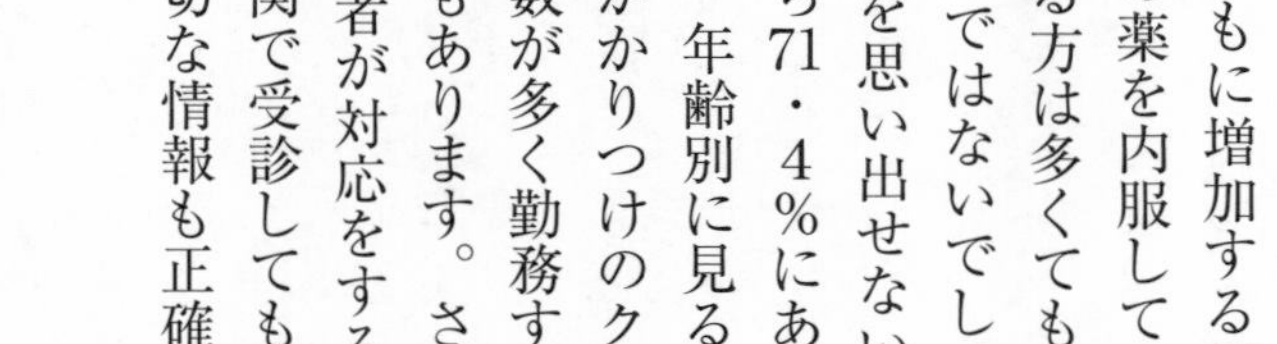

総務省2022年3月調べ

たとえばステロイドなどの免疫抑制剤です。ステロイドは非常に多くの病気に対して使用されますが、その量は病気や患者さんの状態によってバラバラなだけではなく、加減が難しい薬です。そして急にステロイドの内服を中止してしまうとステロイド離脱症候群[※1]という病気を発症することもあり、時には命に関わるので注意が必要です。ほかには不整脈の薬があります。心臓はヒトの臓器の中でもとりわけ重要で、この心臓の動きを調節する薬も、量の加減やほかの薬への切り替えがとても難しく、薬の中止は非常に危険です。多くの薬はそれぞれの方の状態に合わせた量に調整されていますので、特にこれらの薬を定期的に内服されている方は、外出時にはお薬手帳を持ち歩いていただくことをおすすめいたします。

※1　ステロイド離脱症候群
ステロイドを急に中止することにより発熱や倦怠感、血圧の低下などの症状を発症するもの。このような症状が現れても適性なステロイドの量を再開して治療を行えば次第に症状は改善する。

飲み薬ではない、救急医療で用いられる薬

多くの飲み薬は胃や十二指腸を通過した後、小腸から身体に吸収されます。このため薬を飲んでから効果を最大限発揮するまでに多少時間がかかります。しかし、救命救急の現場では薬は注射薬がおもに用いられます。理由として注射薬は消化管を経由することなく有効成分が直接血管の中に入るので速効性があり、また効果も強力に得られるためです（図表2）。

しかし見方を変えると副作用も強力に現れる可能性があるので、薬剤師は薬物療法に対して細心の注意をはらいます。薬同士の「飲み合わせ」とよくいわれるように救命救急で使用する注射薬にも飲み薬の効果を強めてしまったり、また逆

図表2　注射と経口による薬の血中濃度と時間推移

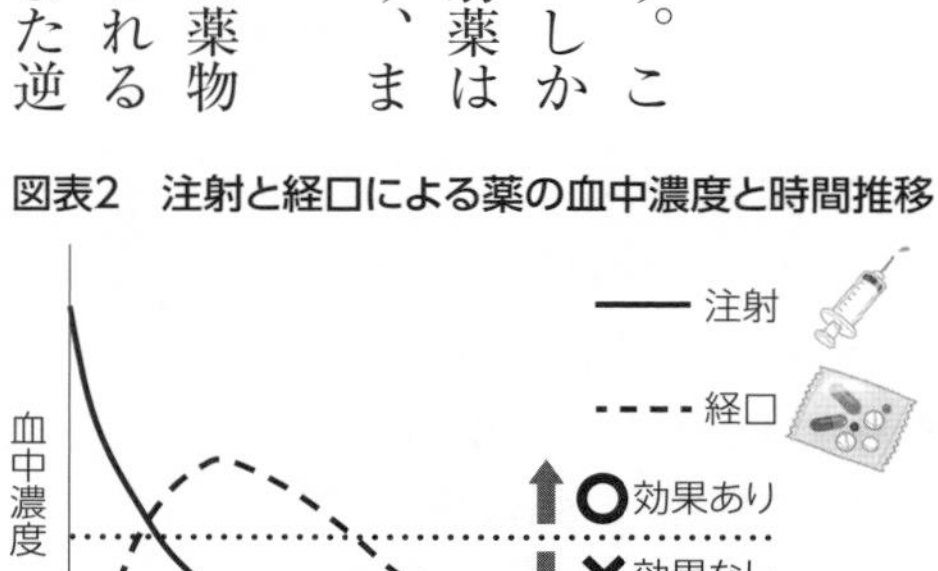

に効果をなくしたりしてしまうものもあります。

「クスリ」を逆から読むと「リスク」となります。患者さんが現在飲んでいる薬の情報は救急医療では非常に重要です。薬の情報だけでなく薬をきちんと飲んでいるのか、そして薬の効果が目の前の患者さんの状態にどの程度影響しているのかを、薬剤師が薬の専門家として判断・評価し、救急医療従事者と情報を共有することは、安全な救急医療を行うためには不可欠です。

薬の使用が新たな問題を引き起こす?

救急医療ではさまざまな不調をうったえる患者さんが来院され、また内服している薬の種類も患者さんによって千差万別です。薬剤師はどの診療科の患者さんであっても病名がわかればおおよそ内服していると思われる医薬品はめどがつきますが、医療用医薬品は何千種類もあるので、情報が不足している中で医薬品名を正確に判断するのは至難の業です。なぜそこまで正確性にこだわる必要があるのでしょうか。

ひとつの例を挙げてみます。敗血症[※2]という病気があります。これは簡単にいえばなんらかの理由で病原菌が体内で増えすぎた結果、病原菌の毒素などによって命に関わる状態をいいます。決してめずらしい病気ではなく、近年の報告では毎年世界で3100万人がこの病気にかかり、特に敗血症性のショックになると死亡率は40〜50%になるといわれています。この病気の治療方法として、救急医療

※2 敗血症
「感染に対する制御不能な宿主生体反応に起因した生命をおびやかすような臓器障害」と定義され、意識レベル、血圧、脈拍、呼吸数、体温の項目を測定して敗血症が疑われた場合には直ちに抗菌薬を使用することとされる（日本版敗血症治療ガイドライン2020より）。近年では高所得国での患者が増加傾向にある。

ではいかに早く敗血症と診断して検査を行い、抗菌薬を患者さんに注射できるかが救命に重要です。しかしこの時に使用する抗菌薬は、一部のてんかんをおさえる薬と併用するとてんかんの薬の効果がなくなってしまい、けいれん発作が起こる可能性が報告されているので、これら2つの薬は併用してはならないとされています。もし一部のてんかんの薬の服用がわからずに抗菌薬を注射した結果けいれんが起きてしまった場合、敗血症が原因なのか、それとも抗菌薬が原因なのか、ほかに何か別の病気がかくれているのかなどによって、それぞれ必要な対応も異なります。敗血症になると意識がうすくなることもめずらしくないため、薬のことを口頭で伝えるのが難しいかもしれません。しかしお薬手帳でてんかんの薬の名前がわかればほかの抗菌薬に替えられるので、このようなリスクを避けることができます。お薬の情報を医療従事者に伝えることは、安全な医療行為を行う上で重要な役割があるのです。

薬の情報がないと緊急の薬物治療が受けられないことも

薬の情報は安全な医療行為の実施や自身の身を守るうえで、非常に大切であることをお話しました。それでも医療機関を受診すれば治療をしてもらえる、と思っている方もいらっしゃると思います。確かにその通りなのですが、状況によってはお薬の情報がないと緊急の薬物療法ができない場合もあります。

たとえば脳梗塞[※3]です。日本人の死因の第3位である脳血管疾患の1つであり、

※3　脳梗塞は脳のどこの部位が障害を受けたかによって症状が異なるが、代表的な症状としては顔がゆがむ、食べ物が口からこぼれる、ろれつが回らない、手足が動かしにくい、目が見えにくい、めまいなどがある。このような症状が急に現れた時は速やかに医療機関で受診のこと。

2020年の報告では年間に5・6万人の方が脳梗塞が原因でなくなっています。脳梗塞では脳につながっている血管を流れる血液量が低下して脳へ酸素や栄養が運ばれなくなった結果、脳の細胞が壊死《えし》してさまざまな障害が生じます。脳梗塞の原因の1つに血のかたまり（血栓）が血管につまることがありますが、脳は通常のけがとは異なり一度障害を受けると二度ともとにもどることはありません。そのため一刻も早く血栓を回収し、血液の流れをもとにもどす必要があります。

脳梗塞だとわかった時に、脳梗塞の治療薬にグルトパ®（アルテプラーゼ）という薬を患者さんに注射をするかが考慮されます。この薬は血栓を強力にとかす効果があり、つまった血管をすみやかに再開通させ脳へのダメージを最小限にすることを目的として使用されますが、使用には厳格な基準があり、その中に脳梗塞を発症してから4、5時間以内にしか使用できないことや、ほかにも過去の病気や現在内服している薬を確認する項目があります。

医師や看護師は、本人や家族からさまざまな情報を聞くと同時に検査や処置を行わねばならず、薬に関して調べたり探したりする余力がない場合もあります。通常であれば医療機関は、診療情報提供書という公的な文書を医療機関同士でやりとりして患者さんの情報を共有しますが、グルトパ®は使用までの時間制限があるので、現在の内服について薬剤師がかかりつけ医や病院に直接電話で問い合わせることもします。複数の診療所を受診していればすべてに電話で確認を行い、かかりつけの薬局があればそこにも電話するなど時間内に間に合うよう、薬剤師も救急スタッフと一丸となって取り組みます。お薬手帳があれば受診している医療機関やかかりつけの薬局の名前などもわかるので、非常に効率よく情報収集ができ、患者さんにグルトパ®を安全に注射できるのか、より早い時間で判断できます。

薬局で購入できる市販薬の副作用かも

自身の健康を管理する、いわゆるセルフメディケーションや健康意識の高まりにより、病院を受診するほどでもない症状や健康増進を目的に、薬局で市販薬やサプリメントを定期的に購入されている方も多いのではないでしょうか。商品によっては医薬品と同じ成分をふくんでいるものもありますので、定期的にこれらを内服されている方はお薬手帳に商品名を記入しておき診察時に見せていただくことで診察が円滑に進む場合もあります。

たとえばロキソプロフェン[※4]という成分をふくむ市販薬があります。これは薬剤師に書面で情報を提供し、問題がないと判断された場合に購入することができますが、この成分はさまざまな痛みに対して有効な一方、胃を保護している粘膜を減らしてしまう作用もあることから、人によっては飲んだ後に胃の違和感を覚えます。多少の違和感をがまんしてでも痛みを取りたいということで内服される方もいますが、胃潰瘍《かいよう》になってしまうこともあります。市販薬やサプリメントの情報をお薬手帳で伝えることができれば、これらの影響を疑うことができ、不要な検査や採血を避けられる場合もあります。

※4
ロキソプロフェンは痛みのもとを作る成分と、胃の粘膜を作る成分の両方に作用してこれらが作られるのを防ぐため、両方の効果が現れる。薬による治療をしていて飲み合わせで気になることがあれば、治療を担当している医師や薬剤師に相談を。

薬局の薬は受診をせずに購入できるので便利ではありますが、体調を悪くしてしまう可能性もないわけではありません。薬局の薬剤師とも相談して薬との上手なつきあい方を知っておくことが大切です。

お薬手帳を上手に活用しましょう

薬の情報は、救急医療にはとても大切であるということをお伝えしてきました。近年ではお薬手帳を電子化してスマートフォンのアプリなどで見られるようにする取り組みもあります。ペーパーレスで便利である反面、スマートフォンはセキュリティのためにロックをかけている方がほとんどですので、救急医療現場でロックが解除できず薬の情報を確認することができないこともあります。紙媒体と電子情報のそれぞれの長所や短所（図表3）を理解し、自身の生活様式に合わせたお薬手帳を持ち歩いていただくことをおすすめいたします。

図表3　お薬手帳媒体の長所と短所

	紙媒体 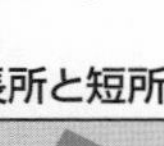	電子媒体 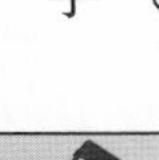
持ち運び	かさばる	手軽
閲覧の簡易さ	容易	ロックや 電池切れのリスク
更新時	毎回貼付	自動

薬局・ドラッグストアを活用したセルフメディケーション

名古屋市立大学薬学部　臨床准教授／株式会社スギ薬局　DI室
神保　美紗子

セルフメディケーションとは、自分で健康に気をつけ、適度な運動・食事・睡眠を意識し、体調不良は軽症のうちに自ら手当することで、健康の維持・増進、病気の予防・改善にはげむことです。体調が悪い時病院へ行き、治療薬をもらうことが必ずしも最善ではありません。ＯＴＣ医薬品を活用し、セルフメディケーションを実践するためのポイントをご紹介します。

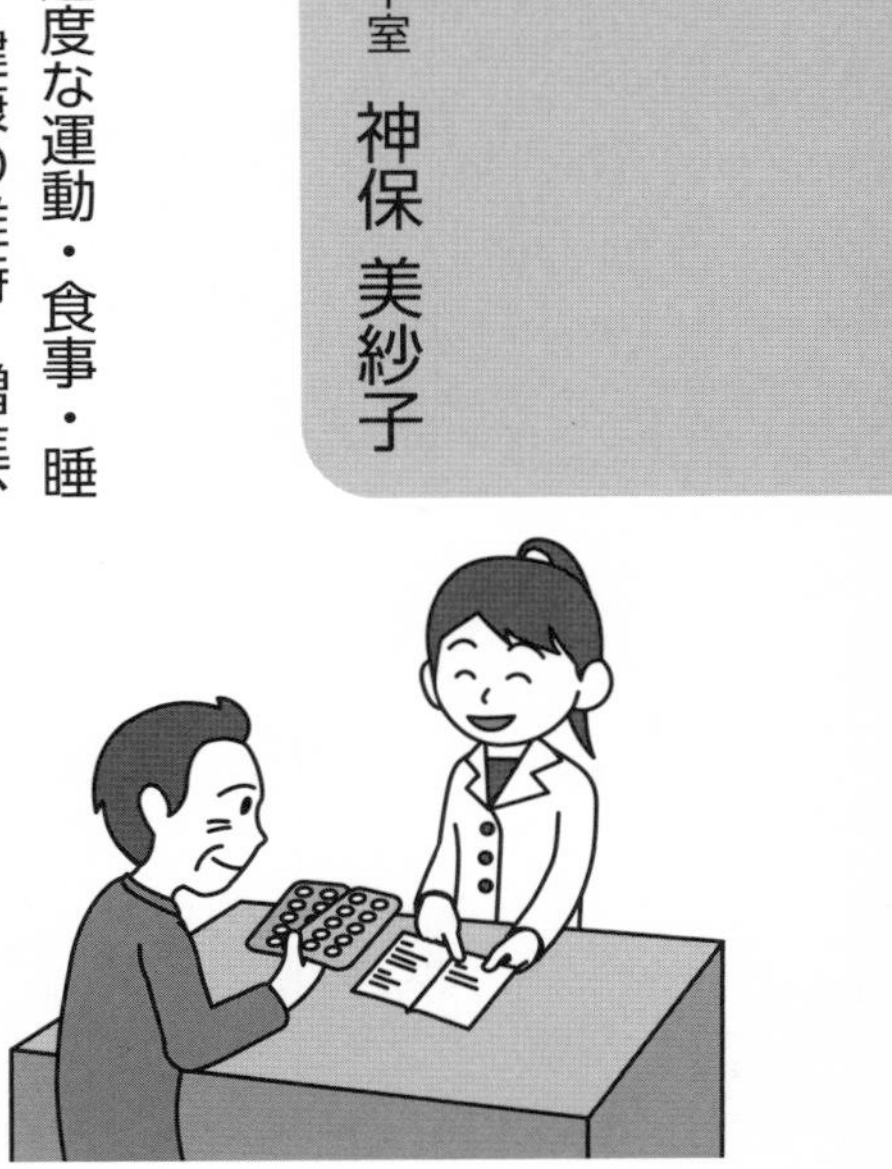

ＯＴＣ医薬品ってどんなもの？

ＯＴＣ医薬品とは「Over The Counter」の略で、薬局やドラッグストアのカウンター越しでの販売形式に由来しています。処方せんがなくても購入できるお薬で、現在では一部のＯＴＣ医薬品はインターネットでも購入できます。

ＯＴＣ医薬品は、作用の強さ、副作用、飲み合わせなどのリスクによって、要指導医薬品、第１類医薬品、第２類医薬品（指定第２類をふくむ）、第３類医薬品に分類されています（図表1）。

要指導医薬品はＯＴＣ医薬品として初めて販売される成分で、使用に際して十分な注意を要することから、購入する際は、お薬を使用する人が薬剤師から対面でお薬の説明を受けることが義務付けられています。そのためインターネットでの購入はできません。

一方で、第１類医薬品は薬剤師からの説明が必要ですが、要指導医薬品以外のＯＴＣ医薬品はインターネットで購入することもできます。新型コロナウイルス感染症の流行時のように外出できない時には、インターネットでお薬が購入できると非常に助かりますね。

そうだ、専門家に相談しよう！

ＯＴＣ医薬品は自身で選択して購入できるところも魅力的ですが、購入の際に薬剤師・登録販売者[※1]に相談することで、より自分の症状に合った安全なお薬を選ぶことができます。薬局・ドラッグストアで購入なさる際は、一度専門家に相談してみることをおすすめします。

専門家に相談する際は、お薬を使用する人の情報が必

図表1　OTC医薬品のリスク分類

分類	OTC医薬品			
	要指導医薬品	一般用医薬品		
		第1類医薬品	第2類医薬品（指定第2類）	第3類医薬品
概要	OTC医薬品としての使用経験が浅く、安全性上十分に注意が必要なもの。	副作用等により、日常生活に支障をきたす健康被害を生ずるおそれがあり、その使用に特に注意が必要なもの。	第1類ほどではないが、副作用等により、日常生活に支障をきたす健康被害を生ずるおそれがあるもの。特に注意を要するものは「指定第2類医薬品」とする。	日常生活に支障をきたす程度ではないが、体の変調・不調が起こるおそれがあるもの。
対応する専門家	薬剤師		薬剤師・登録販売者	
専門家による情報提供	義務		努力義務	
インターネット販売	不可	可		

（薬機法、厚生労働省の通知をもとに筆者作成）

※1　**登録販売者**
一般用医薬品販売のための専門資格。一般用医薬品のうち、第2類医薬品（指定第2類をふくむ）と第3類医薬品の相談に対応できる。

要です。①誰が使用するのか（年齢・性別・妊娠／授乳の有無）②症状の経過③症状に対して行った対応とその結果 ④アレルギー歴、副作用歴 ⑤併用薬、持病 を伝えることで、困っている症状をOTC医薬品で対処してよいのか、病院で受診した方がよいのか、病気と薬を勉強してきた専門家がアドバイスしてくれます。

特にアレルギー歴・副作用歴・併用薬・持病の有無は、選んだお薬との飲み合わせ、副作用の起こりやすさ、持病への影響などに関わる大切な情報です。お薬手帳[※2]を活用して、伝えもれのないようにしましょう。

OTC医薬品は、医師から処方せんで出してもらう医療用のお薬と異なり、さまざまな成分を組み合わせた配合薬であることが多いです。「一番よく効く」＝「症状に合った」お薬を安全に服用できるよう、使用者の情報を集めてお薬を選び、正しく使ってもらえるよう情報を提供するのが薬剤師・登録販売者の役割です。

※2 お薬手帳
服用しているお薬の履歴を管理する手帳。医療従事者同士や、医療従事者と患者のコミュニケーションツールとしても使われている。

かぜはひき始めが大事！

かぜは、おもに鼻やのどの粘膜にウイルスが感染することによって起こる症状の総称です。ウイルスが粘膜から感染して炎症を起こすため、くしゃみ、鼻水、鼻づまり、のどの痛み、せき、たん、発熱といった症状が現れます。かぜのウイルスは200種類以上といわれており、どのウイルスに感染するかによって、現れる症状も変わります。

通常かぜは4日～1週間程度で自然に治ります。しかし、かぜをひいている間に別の細菌に感染するなどして、症状が長引くことがあります。かぜに対するセルフメディケーションは、初期症状が出た時に早めにかぜ薬で対処することが肝心です。OTC医薬品では、製薬メーカーが独自の配合で、かぜの症状別に特化した商品を作っています。総合かぜ薬であれば、かぜの諸症状に効くように、各成分がまんべんなく配合されていますが、その中でも特に高い効果を発揮する症状に関しては、パッケージに大きく記載されています。ご自身で選ぶ際にはパッケージを参考にすると選びやすくなります。

「かぜ薬」でかんちがいしやすい点は、「かぜ薬」はかぜの「治療薬」ではなく、「対症療法」であるということです。かぜ薬で症状をおさえても、無理をしていては治りが遅くなってしまいます。お薬でつらい症状をやわらげたら、体を温めてしっかり休むことが大切です。また、かぜの時は食欲が落ち、十分な栄養が取れないこともあります。そんな時は、栄養剤や栄養ドリンクを合わせて服用するのもよいでしょう。

腸活で免疫力UP！

みなさんは「腸活《ちょうかつ》」という言葉を聞いたことはありますか。腸活とは、バランスのよい食生活や適度な運動などによって、腸内環境を整えることです。腸の健康を保つことは、免疫力を高め、全身の健康維持に欠かせないことがわかっています。
腸の中には、乳酸菌や大腸菌などの多種多様な細菌が生息しており、約1000種100兆個もの菌が一人一人異なる腸内フローラ[※3]を構築しています。この腸内フローラを構成する細菌は大きく3つに分類されます。体によい働きをする善玉菌、体に悪い働きをする悪玉菌と、そのどちらでもない日和見菌です。日和見菌は腸内の善玉菌・悪玉菌の優勢な方、すなわち数の多い方に味方します。腸の健康を保つためには、悪玉菌より善玉菌が多い腸内フローラに整えることが必要です。

腸内フローラを整えるには、バランスのよい食事や運動・睡眠といった生活習慣が重要です。特に食事では、ビフィズス菌や乳酸菌などの善玉菌をふくむヨーグルトや納豆などの発酵食品と、善玉菌の栄養源となる食物繊維やオリゴ糖をセットで取ると、より効果的に善玉菌を増やせます。

一方で、腸活で大切なのは無理せず続けることです。厳しく制限して義務化してしまうと、それがストレスとなり、腸内フローラのバランスがくずれてしまいます。いろいろな食材を食べる中で善玉菌を増やすことができれば理想的ですが、毎日続けるのはなかなか難しいものです。そんな時はOTC医薬品の整腸剤や、健康食品の青汁（食物繊維）で補うとよいでしょう。OTC医薬品のほとんどは「対症療法」のため、症状がよくなればいったん中止をするものですが、「整腸剤」は医薬品の中でも長期間続けてよいものです。日ごろから使えるOTC医薬品や健康食品も上手に活用して腸内環境を整えましょう。

※3　腸内フローラ
腸内細菌が菌種ごとに集まって構築した細菌叢（細菌の集団）。

放っておくとこわい便秘

便秘とは、排便のしくみに障害が起こり、便が長い間腸内に留まって体の外に排泄されない状態をいいます。正常な排便回数は1日3回～3日に1回と幅があり、排便回数だけでは便秘を判断できません。排便回数が多くても、排便後に「スッキリしない」「便が残っている感じがする」場合は便秘ですし、3日に1度程度でも、お腹が張るなどの不快な症状がなければ、必ずしも便秘ととらえる必要はありません。一方で、「便秘だと自覚がない」「便秘が日常化してしまい、深刻にとらえられていない」というケースもあります。

便秘は慢性化してしまうと、腸内フローラがくずれ、お腹の張りや食欲不振、肌あれなどのトラブルを引き起こします。また、自律神経[※4]が乱れ、血行が悪くなることにより、肩こりや腰痛など、全身に不調が現れてきます。さらに、腸内の悪玉菌が増えると生活習慣病を発症しやすくなることや、大腸がんのリスクが高くなることも示唆《しさ》されています。

お通じは日々の食事や運動など、生活習慣を見直すことが大切ですが、それでも改善しない場合には、がまんをせずに便秘薬を使用しましょう。

便秘薬の飲み薬には大きく分けて2つのタイプがあります（図表2）。刺激性下剤と非刺激性下剤です。便秘薬を飲むとお腹が痛くなったりくせに

※4 自律神経
内臓の働きなどを調節する神経。交感神経と副交感神経の2種類があり、これらの働きがバランスを保つことで、体内の環境を整えている。

図表2　便秘のタイプとおすすめの便秘薬

便秘のタイプ	原因	おすすめの便秘薬	効果
大腸の動きが低下	朝食をとらない 自律神経の乱れ 薬の副作用	大腸を動かす薬 （刺激性下剤）	大腸を刺激して、大腸の運動を引き起こします。
便の量が少ない	食事量の不足 食物繊維の不足	便のかさを増す薬 （非刺激性下剤）	膨張性下剤 水分を吸収して便をやわらかくし、便のかさも増やします。
便がかたい	水分摂取不足 大腸を通過する時間の遅延	便をやわらかくする薬 （非刺激性下剤）	浸透圧下剤　腸内の水分を増やして便をやわらかくします。
便意がにぶい	便意があってもがまんしている	直腸を刺激する薬 （その他）	坐薬・浣腸　肛門から挿入し、腸の運動を引き起こします。

（便秘のメカニズムをもとに筆者作成）

なったりすると思われがちですが、それは刺激性下剤の特徴を指しています。特に刺激性下剤を使用した場合には、排便が起きたら服用を中止し、連用しないようにしましょう。

OTC医薬品の「ポリファーマシー」に気を付けよう

ポリファーマシーは、英語で「poly（多い）-pharmacy（薬）」とつづることから、「多くの薬を服用していること」と思われがちですが、それだけではありません。多くの薬を服用していることで、副作用が現れやすくなったり、きちんと薬が飲めなくなったりしている状態をいいます。

特に高齢になると、さまざまな不定愁訴《しゅうそ》※5が現れやすくなり、新たな不調なのか、今飲んでいる薬の副作用なのか、見分けがつきにくくなります。現れた症状に対して薬を使っていくうちに、薬の数が増え、悪循環を引き起こします。

ＯＴＣ医薬品でのポリファーマシーを防ぐためにも、ぜひ次の３つを実践してください。

①ＯＴＣ医薬品は、一部のビタミン剤や整腸剤などを除き、症状が改善したら中止する。

②お薬手帳に、病院の薬・ＯＴＣ医薬品、健康食品やサプリメントを記録し、持ち歩く。

※5　不定愁訴
原因がはっきりしないけれどなんとなく体調が悪いといった状態。

③いつごろから、どのような症状が出てきたのか、気になる症状についてメモしておく。

もし、気になる症状があったら、自己判断で病院の薬を止めたり、OTC医薬品を使用したりせず、医師や薬剤師に相談しましょう。

健康でいるためにご活用を

OTC医薬品は、正しく使えば不快な症状やつらい症状をやわらげてくれる素晴らしいものです。

セルフメディケーションは「自分自身で健康を気づかい、軽度な不調は自分で手当てする」ことではありますが、一人で取り組む必要はありません。私たち薬局の薬剤師は、みなさんのセルフメディケーションをお手伝いすることができます。処方せんがなくてもご相談いただけますので、健康に関してお困りのことがあれば、お近くの薬局やドラッグストアでお気軽にご相談ください。

執筆者プロフィール

小森 高文　こもり たかふみ　●名古屋市立大学薬学部　客員教授

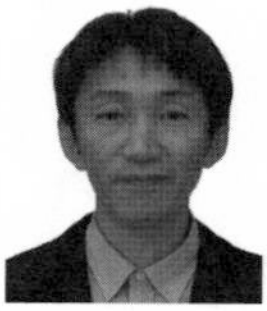

99年熊本大大学院薬学研究科博士課程修了。99年エーザイ株式会社入社後、04～06年米国カリフォルニア大学サンフランシスコ校、16年筑波薬物動態室長を経て、20年よりバイオファーマシューティカル・アセスメントユニット長兼グローバル薬物動態研究部長、21年より名古屋市立大薬学部客員教授兼務。専門は、薬物動態学、医薬品開発研究。22年日本医療研究開発機構科学技術調査員、日本薬物動態学会代議員・監事。

山村 寿男　やまむら ひさお　●薬学研究科細胞分子薬効解析学　教授

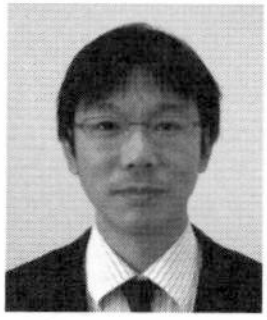

97年名古屋市立大薬学部卒業。02年名古屋市立大大学院薬学研究科博士後期課程修了。18年より名古屋市立大大学院薬学研究科教授。専門は、イオンチャネルの分子薬理学と創薬、特に肺高血圧症。13年日本薬理学会学術奨励賞、23年日本薬学会学術振興賞を受賞。

星野 真一　ほしの しんいち　●薬学研究科遺伝情報学　教授

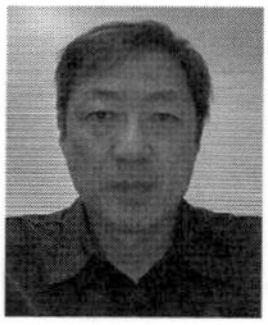

84年北海道大薬学部卒業。87年北海道大大学院薬学研究科修士課程修了。89東京大大学院薬学研究科博士課程中退。91年博士号取得(東京大学)。89年東京大薬学部助手、01年同大大学院薬学系研究科講師を経て、05年より名古屋市立大大学院薬学研究科教授。専門は、分子生物学・生化学。主にmRNA代謝の基礎研究とmRNA医薬開発の応用研究を実施。

湯浅 博昭　ゆあさ ひろあき　●薬学研究科薬物動態制御学　教授

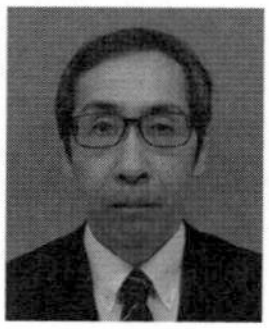

86年東京大大学院薬学系研究科博士課程中退。86年名古屋市立大薬学部助手、91年同大講師、92年同大助教授を経て、00年より同大薬学部教授。専門は、生物薬剤学、薬物動態学。

頭金 正博　とうきん まさひろ　●薬学研究科医薬品安全性評価学　教授

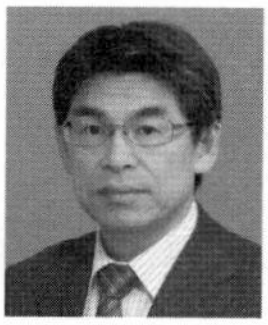

84年東北大大学院薬学研究科博士前期課程修了。02年国立医薬品食品衛生研究所室長を経て、11年より名古屋市立大薬学部教授。専門は、医薬品安全性学、臨床薬理学、レギュラトリーサイエンス。日本毒性学会ファイザー賞などを受賞。

田上 辰秋　たがみ たつあき　●薬学研究科薬物送達学　准教授

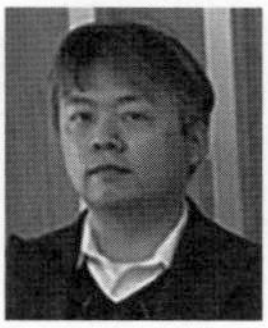

09年徳島大大学院薬科学教育部博士課程修了。09年オンタリオ癌研究所(OICR)博士研究員、13年名古屋市立大薬学部講師を経て、21年より同大准教授。専門は、製剤学、薬剤学。永井科学技術財団技術賞を受賞。

尾関 哲也　おぜき てつや　●薬学研究科薬物送達学　教授

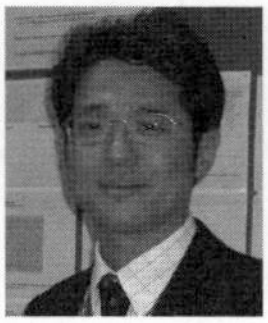

95年東京薬科大大学院薬学研究科博士後期課程修了。07年東京薬科大薬学部准教授を経て、09年より名古屋市立大大学院薬学研究科。専門は、薬物送達学、製剤学、粒子設計。2019年日本薬剤学会タケル&アヤ・ヒグチ記念賞を受賞。日本薬剤学会会長、創剤フォーラム代表世話人、製剤機械技術学会理事。

大澤 匡弘　おおさわ まさひろ　●薬学研究科神経薬理学　准教授

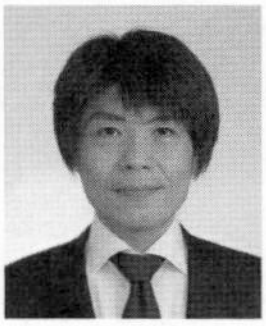

99年星薬科大大学院薬学研究科博士課程修了。99年ウィスコンシン医科大博士研究員、01年東テネシー州立大医学部助教授、03年九州保健福祉大薬学部講師、07年星薬科大講師を経て、10年より名古屋市立大薬学部准教授。専門は、神経薬理学、システム薬理学、神経科学。

松永 民秀　まつなが たみひで　●薬学研究科臨床薬学　教授

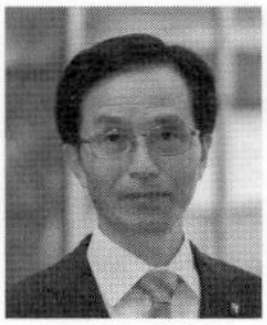

86年九州大大学院薬学研究科博士課程修了。01年信州大医学部附属病院薬剤部准教授・副薬剤部長を経て、09年より名古屋市立大薬学部教授。21年4月より23年3月まで薬学部長・薬学研究科長。専門は、薬物代謝学、臨床薬学、薬物動態学、幹細胞生物学、生体模倣モデル。13年より内閣府食品安全委員会器具・容器包装専門調査委員会専門委員。

石内 勘一郎　いしうち かんいちろう　●薬学研究科生薬学　准教授

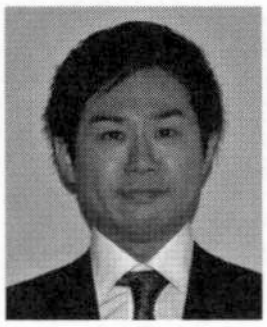

10年北海道大大学院生命科学院生命科学専攻博士課程修了。21年より名古屋市立大薬学部准教授。専門は、天然物化学。18年日本薬学会生薬天然物部会奨励研究賞を受賞。

永田 清　ながた きよし　●薬学研究科臨床薬学　客員教授 ／ 東北医科薬科大学　名誉教授

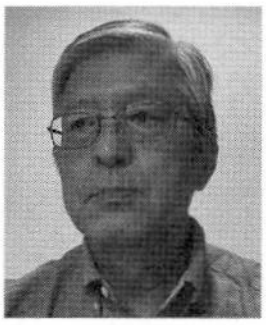

84年九州大大学院薬学研究科博士後期課程修了。84年米国NIHに留学、86年慶應義塾大医学部助手、95年東北大薬学部助手、98年東北大大学院薬学研究科助教授、06年東北医科薬科大薬学部教授、20年東北医科薬科大名誉教授、名古屋市立大薬学部客員教授。専門は、薬物代謝学、毒性学、薬物動態学、医薬品安全性学。慶應義塾大学医学部／北里賞、日本薬物動態学会／奨励賞。

山田 健太郎　やまだ けんたろう　●医学研究科神経内科学　東部医療センター　教授

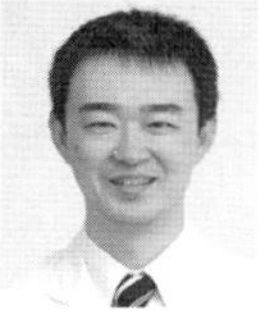

96年名古屋市立大医学部卒業。00年国立循環器病センターレジデント。08年名古屋市立大医学部助教を経て、09年4月より同大医学部附属東部医療センター（※）脳神経内科副部長、15年4月より部長、17年4月より主任部長。専門は脳神経内科学、脳卒中学、認知症・神経変性疾患の臨床。脳神経内科専門医、脳卒中専門医、脳神経血管内治療専門医。

齋藤 伸治　さいとう しんじ　●医学研究科新生児・小児医学　教授

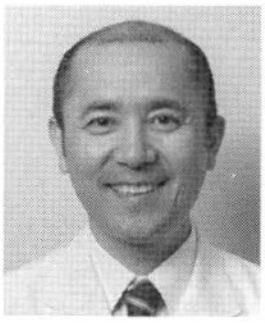

85年北海道大医学部卒業。05年北海道大病院講師を経て、11年より名古屋市立大医学部教授。専門は、小児神経学、分子遺伝学。小児科専門医・指導医、小児神経専門医、てんかん専門医・指導医、臨床遺伝専門医・指導医。

齊藤 将之　さいとう まさゆき　●薬学研究科臨床薬学　非常勤講師

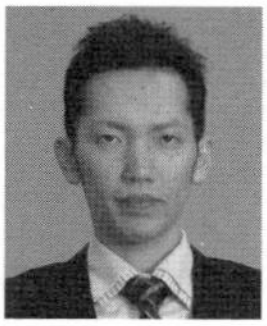

21年名古屋市立大大学院薬学研究科博士課程修了。08年より公立陶生病院。専門は、救急医療、臨床薬学。第31回日本医療薬学会Young Investigator's Awardを受賞。日本救急医学会中部地方会幹事。

神保 美紗子　じんぼ みさこ　●名古屋市立大学薬学部　臨床准教授

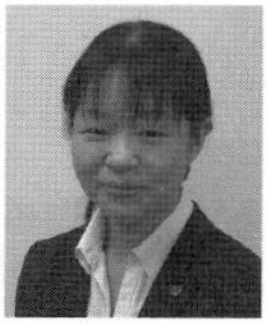

11年慶應義塾大大学院薬学研究科修了。14年株式会社スギ薬局管理薬剤師、15年薬剤師教育担当を経て、20年より同社DI室 医薬品情報担当。専門は、老年薬学、女性ヘルスケア、プライマリケア。「わかりやすい新実務実習テキスト」などを執筆。

※旧名古屋市立東部医療センター

名古屋市立大学

NAGOYA CITY UNIVERSITY

公式HP ▶

1884年に開校した名古屋薬学校と1943年に開校した名古屋市立女子高等医学専門学校を源流とし、1950年に名古屋女子医科大学と名古屋薬科大学を統合して、医学部（旧制）と薬学部（新制）の2学部からなる公立大学として設立されました。

その後、地域社会の要請に応えて学術的貢献領域を拡充しつつ、経済学部、人文社会学部、芸術工学部、看護学部、総合生命理学部を開設。2023年４月には本学8番目の学部となるデータサイエンス学部を新設し、都市型総合大学として発展を続けています。地域に開かれ広く市民と連携・協働し、学部の壁を越え教職員が一体となって、優れた人材の育成、先端的研究の世界への発信、市民の健康福祉などの社会貢献に寄与しています。「知と創造の拠点」となるべく、それぞれの分野で、知性と教養に溢れ、創造力に富んだ次世代を担う有為な人材を輩出し続けています。

■学部学生…4,120名(男:1,835名、女:2,285名)　■大学院生…813名

■専任教員…788名(教授209名、准教授176名、講師137名、助教261名、助手5名)

※2023年5月1日現在

桜山（川澄）キャンパス

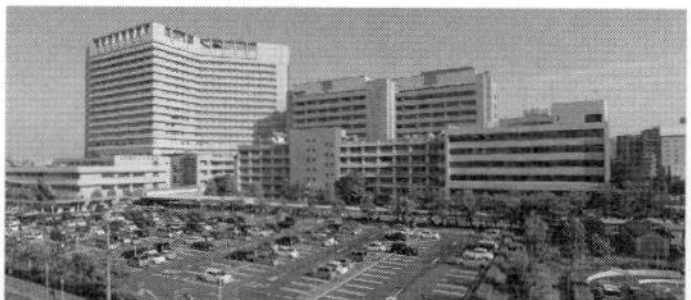

▶医学部／看護学部

〒467-8601 名古屋市瑞穂区瑞穂町字川澄1

滝子（山の畑）キャンパス

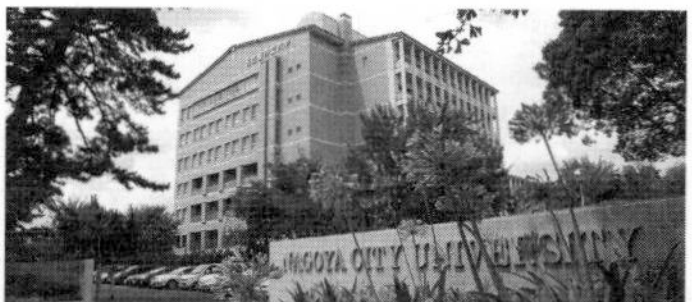

▶経済学部／人文社会学部／総合生命理学部／データサイエンス学部

〒467-8501 名古屋市瑞穂区瑞穂町字山の畑1

田辺通キャンパス

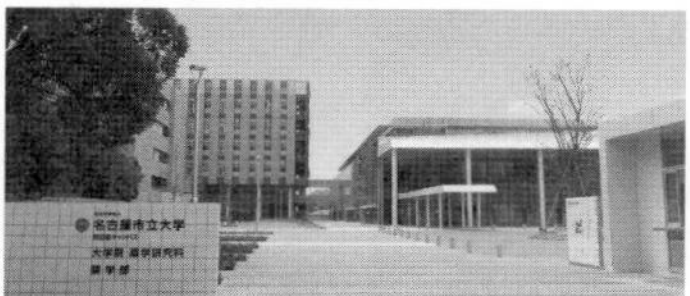

▶薬学部

〒467-8603 名古屋市瑞穂区田辺通3-1

北千種キャンパス

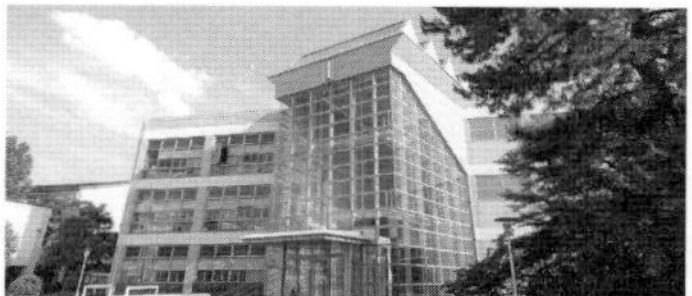

▶芸術工学部

〒464-0083 名古屋市千種区北千種2-1-10

令和5年4月
みどり市民病院・みらい光生病院が新たに名市大の「附属病院群」に加わりました

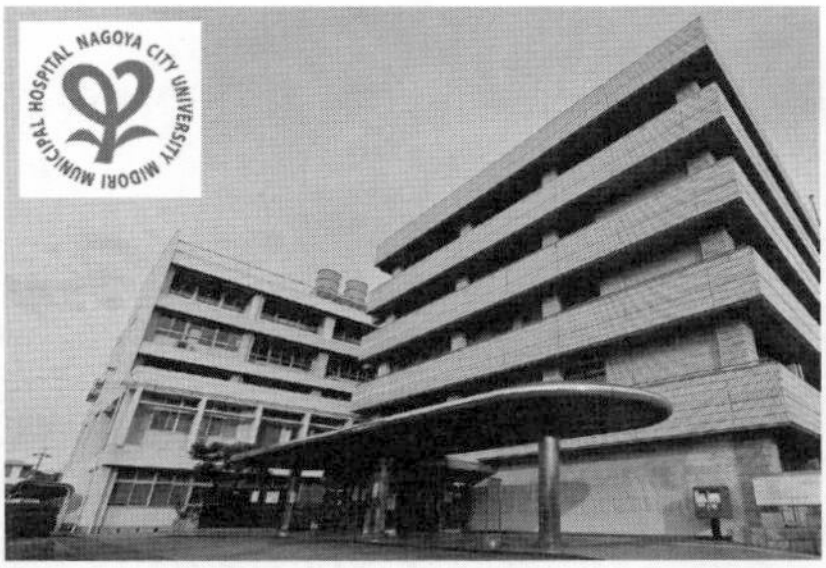

名古屋市立大学医学部附属
みどり市民病院
(旧:名古屋市立緑市民病院)

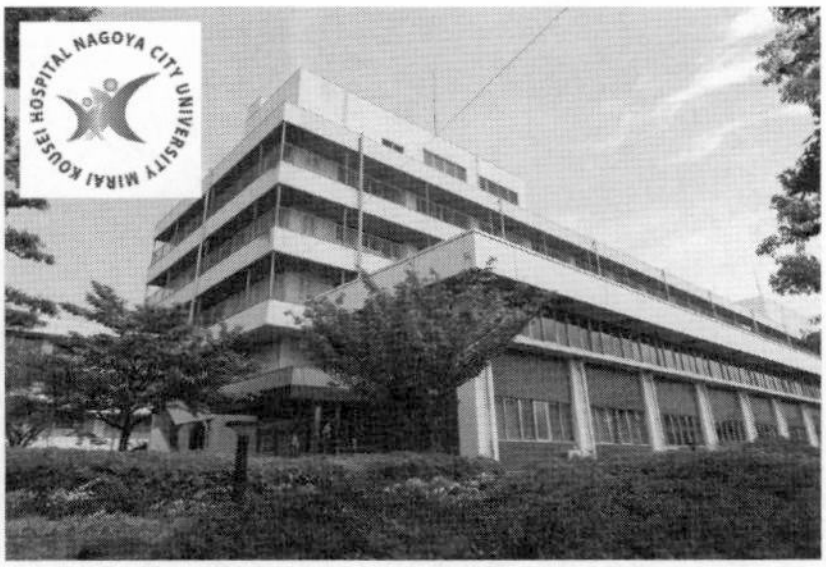

名古屋市立大学医学部附属
みらい光生病院
(旧:名古屋市厚生院附属病院)

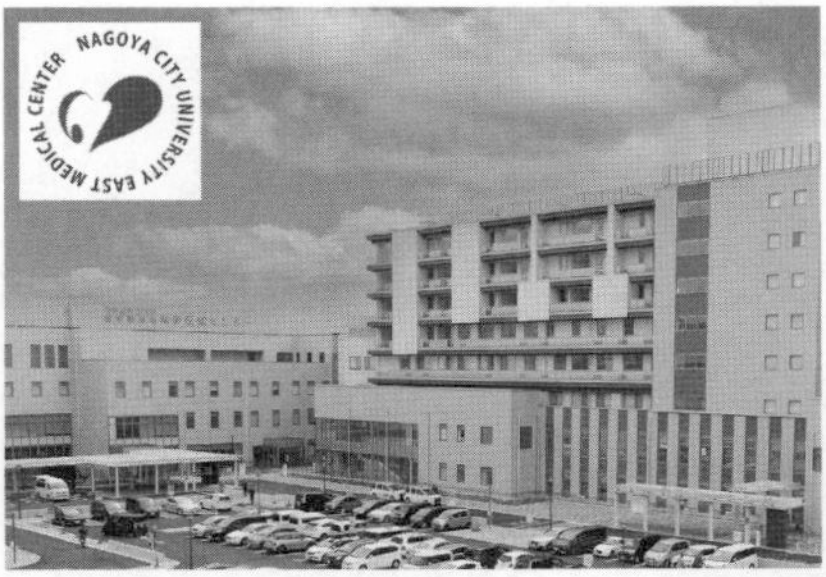

名古屋市立大学医学部附属
東部医療センター

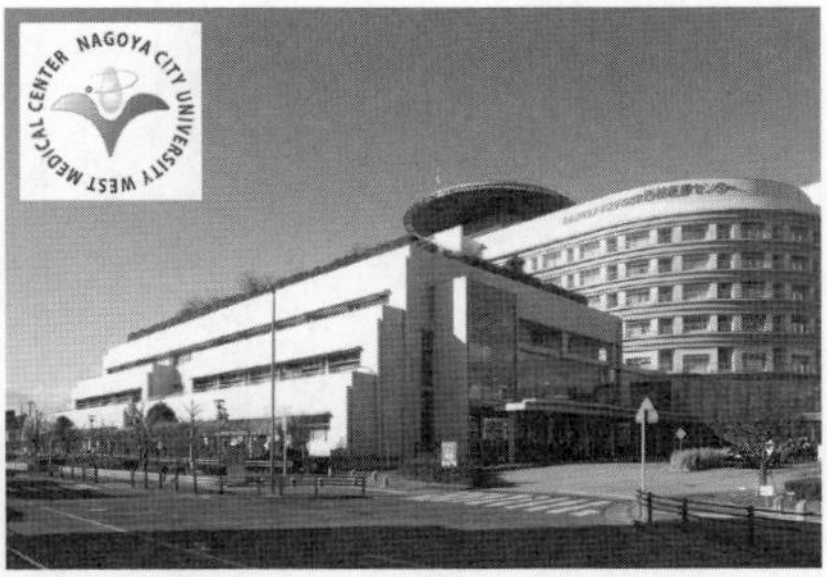

名古屋市立大学医学部附属
西部医療センター

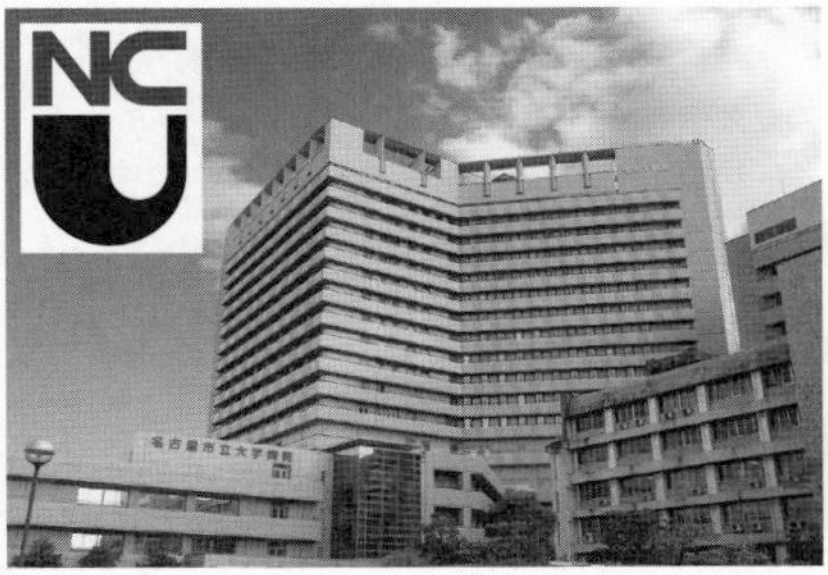

名古屋市立大学病院

大学院 薬学研究科

薬学部／大学院 薬学研究科 公式HP ▶

薬学研究科は、5年制の博士前期・後期課程と、4年制の博士課程で構成されています。

博士前期・後期課程（創薬生命科学専攻）は、より高度な先端的知識・技能を修得し、独創的先端研究に従事することによって、自己開発型の研究者・技術者を育成することを目標とし、前期2年で問題解決能力を、後期3年では問題解決能力に加え課題設定能力をも獲得することを目的としています。

博士課程（医療機能薬学専攻）は、臨床研究能力や問題解決能力を有する研究者および指導的薬剤師の育成、ならびに保健・衛生行政および医療薬学教育に従事する高度な研究能力を持つ人材の育成を目的としています。

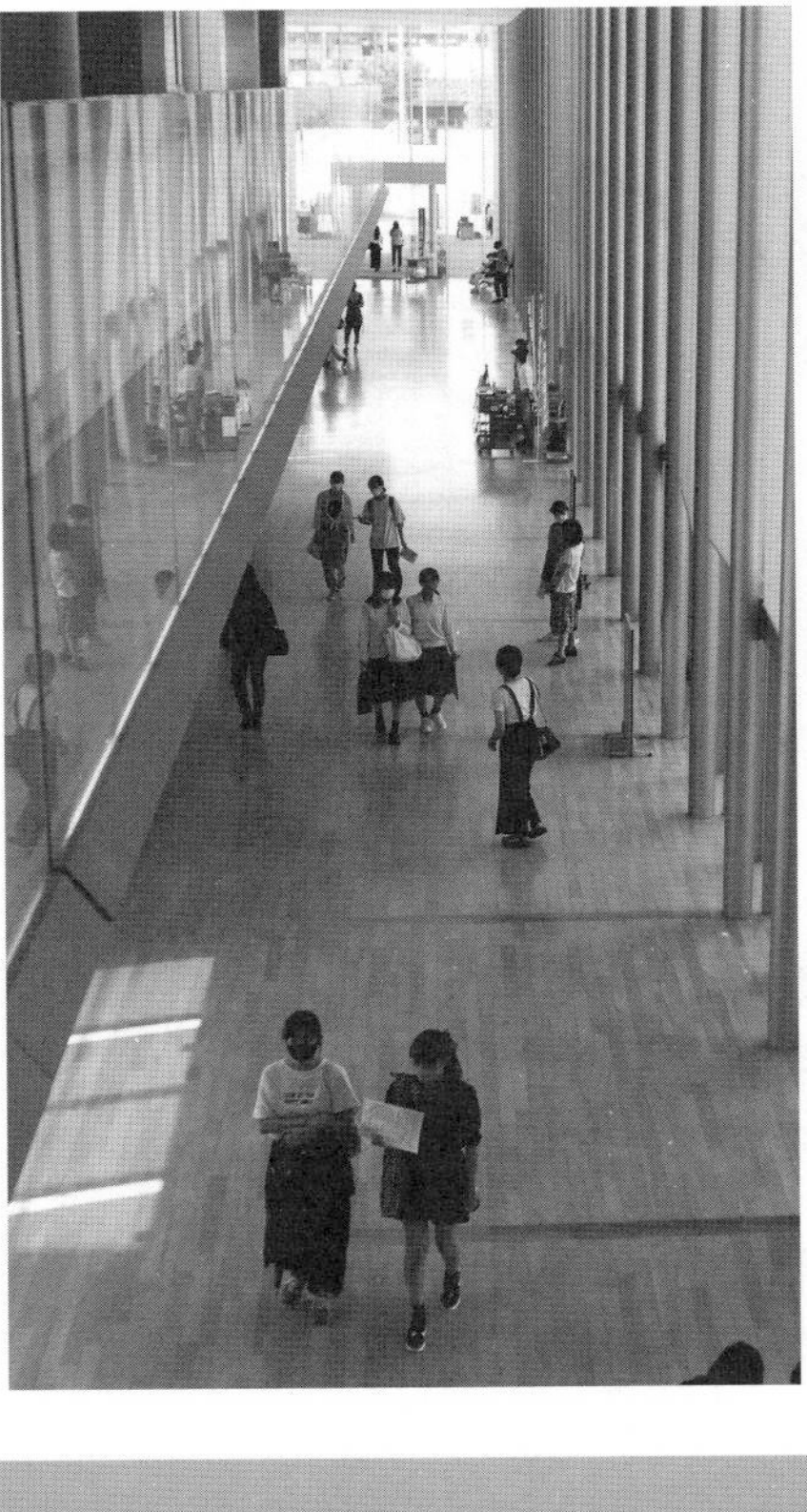

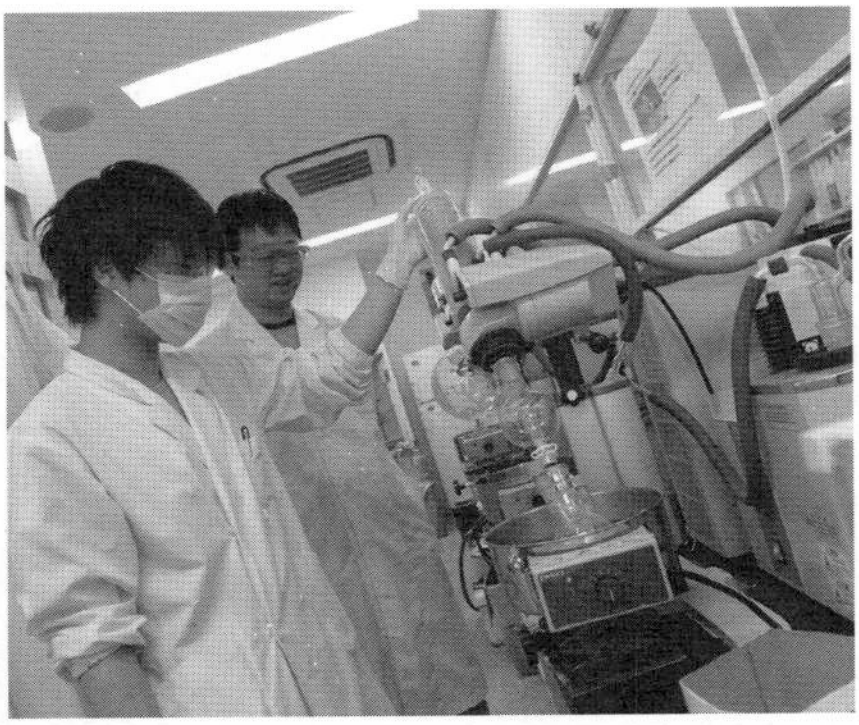

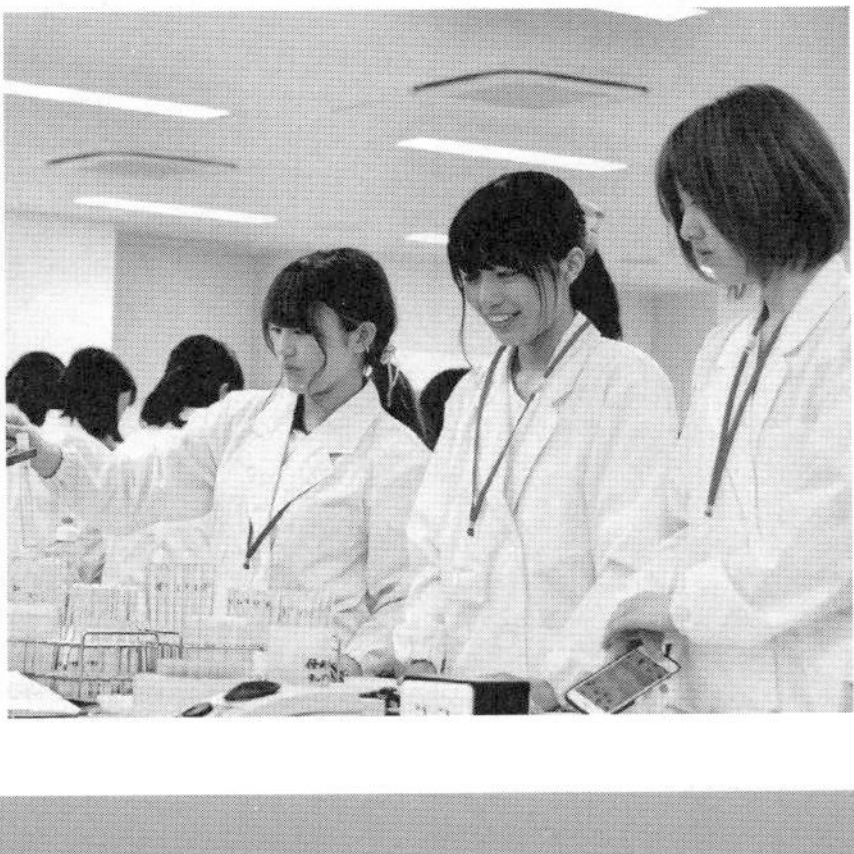

薬学部

知を探求した創薬と、医療への貢献を目指して

薬学部は、明治17年に開校した名古屋薬学校に始まり、創立130年を超える歴史を有し、常にこの地域における薬学研究の中心的な存在として発展してきました。

薬学は医療に不可欠な学問分野の一つであり、薬学部は、医薬品の適正管理・適正使用および開発研究のための基礎を幅広く身に付けた人材を社会に送り出すことを目的としています。

平成18年度から4年制課程の薬学科と製薬学科を改組し、薬剤師の養成を主な目的とする6年制の薬学科と研究・技術者養成を主な目的とする4年制の生命薬科学科を設置しました。

両学科の教育課程はともに、講義、実習、卒業研究を通じて体系的かつ実践的に専門能力を身に付けることができるようになっています。また、大学院に進学し、さらに高度な創薬生命科学または医療機能薬学を身に付けた上で、医薬品の開発研究者や高度医療に貢献する薬剤師としての活躍が期待されます。

薬学科

医薬品と薬物療法に関わる医療科学を総合的に学び、薬剤師国家試験の受験資格を得ることができます。薬剤師をはじめ、医療に関わる種々の分野に貢献できる人材を育成することを目指した6年間の教育課程です。

生命薬科学科

創薬生命科学の基礎から先端にいたる幅広い知識を学びます。それを基盤にした医薬品の開発研究者をはじめ、生命科学と医療の発展に貢献できる人材を育成することを目指した4年間の教育課程です。

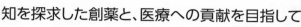

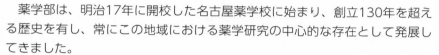

名市大ブックス⑭

意外と知らない薬の話
〜暮らしに役立つ薬の知識

2023年6月30日　初版第1刷　発行

編　著　名古屋市立大学
発行者　勝見啓吾
発行所　中日新聞社
〒460-8511 名古屋市中区三の丸一丁目6番1号
電話 052-201-8811（大代表）
052-221-1714（出版部直通）
郵便振替 00890-0-10
ホームページ https://www.chunichi.co.jp/corporate/nbook/
印　刷　長苗印刷株式会社
デザイン　全並大輝
イラスト　mikiko

ISBN978-4-8062-0806-8 C0047

名市大ブックスに関するご意見・ご感想を
下記メールアドレスにお寄せください。
ncu_books@sec.nagoya-cu.ac.jp
（名古屋市立大学 総務部広報室あて）

名市大ブックス
14